상대를 사로잡는 섹스 체위의 모든 것
스킬

상대를 사로잡는 **섹스** 체위의 모든 것 **스킬**

제니퍼 바리치 · 댄 바리치 지음

이호기 옮김

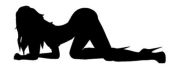

시그마북스
Sigma Books

상대를 사로잡는 **섹스 스킬** 체위의 모든 것

발행일 2016년 1월 5일 초판 1쇄 발행
2023년 3월 20일 초판 3쇄 발행
지은이 제니퍼 바리치 · 댄 바리치
사 진 플리틴펀
옮긴이 이호기
발행인 강학경
발행처 시그마북스
등록번호 제10-965호
주소 서울특별시 영등포구 양평로 22길 21 선유도코오롱디지털타워 A402호
전자우편 sigmabooks@spress.co.kr
홈페이지 http://www.sigmabooks.co.kr
전화 (02) 2062-5288~9
팩시밀리 (02) 323-4197
ISBN 978-89-8445-766-9(03510)

The Little Black Book of Sex Positions

* 시그마북스는 (주)시그마프레스의 단행본 브랜드입니다.

contents

제4장 그를 위한 오럴 섹스 체위

제5장 앉아서 하는 섹스 체위

들어가는 글

이 책은 더 나은 섹스를 위한 책으로 커플로서 함께 더 많은 기쁨을 누리겠다는 명목하에 새로운 체위, 새로운 장소, 새로운 게임, 새로운 도구, 새로운 아이디어 등 새로운 것들을 시도하기 위한 것이다. 당신이 마음을 열고, 또 몸을 열고 이 책에 빠져보길 바란다!

모든 관계에서 섹스를 더 나은 방향으로 유도할 수 있는 세 가지가 있다.

1. 분위기 조성하기
2. 전희에 더 충실하기
3. 두 사람 모두 오르가슴 느낄 것을 약속하기

모든 커플들에게는 드라마틱한 도움을 주기 때문에 꼭 가지고 있어야 한다고 생각하는 '침실용 제품들'이 있다. 여기서는 오픈 마인드가 필요하다. 우리 웹사이트 AskDanandJenifer.com에서 "우리 성생활은 만족스럽습니다. 아무 도움도 필요 없어요." 또는 "왜 우리가 침실용 제품들을 사용해야 하죠?" 같은 의견을 자주 받는다. 여기 그에 대한 답이 있다.

- 새로운 것을 시도하는 것은 재미있기 때문이다. 우리 모두는 삶에서 조금 더 재미있고 모험적인 것을 사용해도 좋다.
- 다양한 침실용 제품들이 매우 독특하고 색다른 기쁨을 주기 때문이다. 이는 당신 커플의 성생활을 풍요롭게 해준다.
- 당신과 당신의 연인은 최대한으로 누릴 수 있을 만큼의 기쁨에 대한 권리가 있다.

이러한 점들을 고려했을 때, 여기 모든 커플들이 가져야 하는 상위 7개의 침실용 제품이 있다.

1. 양초와 마사지 오일

양초는 침실 분위기를 완전히 바꿔주며, 따뜻하고 로맨틱한 환경을 조성해준다. 단, 손이 닿지 않는 곳에 둘 것을 명심하라. 실수로 초를 넘어뜨리거나 침대 시트를 불타게 하고 싶지는 않을 것이다! 마사지 오일은 성급한 분위기를 느긋하고 관능적인 분위기로 바꿔준다. 양초와 마사지 오일을 충분히 구비해두고, 멋지고 에로틱한 마사지법을 배우라.

2. 질 좋은 윤활유

모든 커플들은 적어도 수용성 '윤활유'는 가지고 있어야 하며, 물에서 할 경우를 대비해 좋은 실리콘 기반의 윤활유(또는 혼합 윤활유)를 가지고 있어야 한다. 당신의 파트너가 얼마나 젖었든지 간에 여자에게 섹스가 불편해지는 순간이 오기 마련이다. 그때 여자는 오르가슴을 느낄 가능성이 줄어들고 섹스가 빨리 끝나기만을 바랄지도 모른다. 특히 섹스가 15분 이상 지속될 때 그렇다. 여자의 몸이 그냥 그렇게 오래 버티기만 하는 것이다! 윤활유를 한 번도 써본 적이 없다면, 지금이 때이다. 그냥 써보라! 절대 이전으로 되돌릴 수 없을 것이다.

3. 클리토리스 바이브레이터

섹스 토이는 많은 커플들에게 민감한 주제다. 남자들은 자신의 혀가 클리토리스 바이브레이터만큼 여자의 클리토리스를 만족시킬 수 있을까 걱정스럽다. 조금은 이상한 이유로 여자들은 그저 약간의 자극만을 더 원할 뿐이라면 클리토리스 바이브레이터가 부적절하다고 생각한다. 우리는 그것을 헛소리라고 생각한다. 클리토리스 바이브레이터는 이 책에 나와 있는 많은 체위들과 함께 쓰면 아주 훌륭한 도구다. 특히 클리토리스 자극을 좋아하는 여성들에게 아주 좋다!

4. 래빗 바이브레이터(남자 성기 모양의 바이브레이터)

두 가지 이유로 모든 여성들에게는 좋은 래빗 바이브레이터가 필요하다(전희 동안 여자들이 달아오르고 완전히 흥분하는 데 도움이 된다). 많은 여성들이 질 섹스만으로는 오르가슴에 도달하지 못한다. 그렇다면? 래빗이 질과 클리토리스를 동시에 자극해줄 수 있다. 남자의 즐거움을 조금 빼앗고 좋은 래빗을 써보라!

5. 남성용 자위기구

남자들이여, 당신이 한 번도 좋은 남성용 자위기구를 써본 적이 없다면, 이는 당신에게 정말 큰 선물이 될 것이다. "제 손이 있잖아요. 다른 건 필요 없어요"라고 말하는 사람들은 분명 이 기구를 써본 적이 없을 것이다. 일단 한 번 사용해보라! 분명 좋아할 것이다.

6. 리버레이터 웨지(삼각형의 쐐기 모양 지지대)

이 책에 있는 체위 중 일부는 다소 어려울 수 있다. 웨지가 매우 도움이 될 것이다. 일부 체위들은 스폿 자극에 좋지 않다. 웨지가 이에 도움이 될 것이다. 어떤 체위들은 페니스가 짧은 남자들에게는 맞지 않다. 여기에 웨지가 매우 도움이 될 것이다. 어떤 체위들은… 당신도 이제 알 것이다. 베개보다는 웨지가 더 낫다. 더 단단하고, 섹스가 더 나아지게끔 '삽입 각도'를 향상시켜주는 디자인이기 때문이다.

7. 눈가리개와 실크 넥타이

눈가리개로 인한 아주 작은 감각 상실이 당신의 나머지 모든 감각들을 깨워줄 수 있다! 우리는 볼 수 없을 때 더 잘 느끼고, 냄새 맡고, 듣는다. 실크 넥타이는 피부에 닿는 느낌이 매우 좋을 뿐 아니라 섹스 도중 사지가 묶임으로써 다음에 내가 무엇을 해야 할지보다는 상대가 무엇을 해줄지에 집중하게 되기 때문에 놀라울 만큼 좋다. 이는 우리가 뇌를 잠시 꺼두고 순간의 열정에 집중하도록 해준다.

이제, 옷을 벗고 쇼를 시작해보자.

제1장 정상 섹스 체위

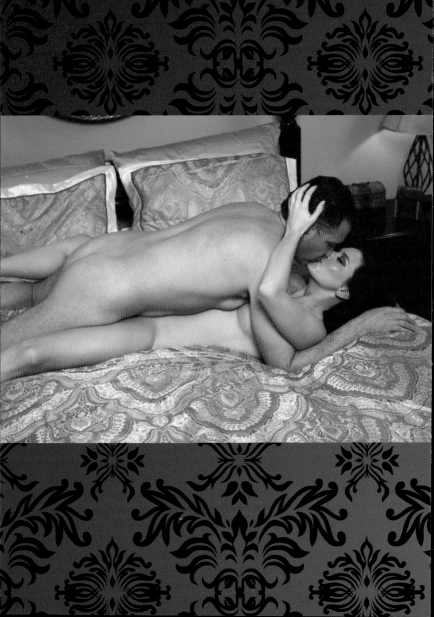

정상 체위
missionary

섹스 체위의 '기본'이라 할 수 있는 정상 체위는 오랫동안 많은 커플들이 좋아하고 즐겨왔다. 실제로 정상 체위는 당신이 처음으로 시도해본 체위이자, 단지 익숙한 것을 원할 때 하는 체위일 것이다. 이 체위는 남녀 모두가 좋아한다!

어떻게 하나 정상 체위는 종종 '남성 상위'라고도 불린다. 남자는 반듯이 누워 있는 여자 위에서 지배적인 위치를 차지한다. 여자는 남자가 삽입할 수 있도록 다리를 충분히 벌리되, 다리를 위로 들어 올리거나 남자 어깨에 얹지는 않는다. 여자도 어느 정도 삽입 동작에 가담할 수 있지만 이 체위에서 주된 역할은 남자의 몫이다.

어디서 할까 소파와 침대, 바닥 모두 정상 체위를 하기에 훌륭한 장소다.

필요한 도구 여자 허리 밑에 베개를 놓으면 엉덩이를 지탱하고 골반을 젖히는 데 도움이 되기 때문에 삽입이 더 편하고 즐거워진다.

난이도 ★☆☆☆☆

여자 만족도 ★☆☆☆☆ 전희로 이미 흥분한 상태가 아니라면 정상 체위에서 여자가 육체적으로 얻는 것은 거의 없다. 확실히 클리토리스나 질 내부를 자극하기에 최적의 체위는 아니다.

남자 만족도 ★★★★☆ 이 체위는 남자가 삽입 속도와 깊이를 조절할 수 있고 원하는 방식으로 원하는 때에 오르가슴에 도달할 수 있어서 여자보다는 남자에게 훨씬 좋다. 그러나 여자가 그다지 즐기지 않는다면 일부 남자들은 이 체위를 인형과 섹스하는 것과 별반 다르지 않다고 느낄 수 있다.

> **더 뜨겁게…** 불을 켜 놓고 서로의 눈을 응시하자. 이런 식의 친밀감은 매우 자극적이며 남녀가 서로 정서적으로 완전히 연결되게 해준다. 남녀가 정서적으로 연결되기란 항상 쉬운 일이 아니다!

butterfly

버터플라이는 일반 정상 체위의 변형으로, 하기 쉬우면서도 남녀 모두가 만족할 수 있는 체위다. 이 체위에서 서로 시선을 맞출 일은 그리 많지 않지만 남자는 여전히 여자의 젖꼭지와 클리토리스를 손으로 자극할 수 있다.

어떻게 하나 버터플라이는 브리지(161페이지 참조)의 훨씬 쉬운 버전이다. 남자는 여자 다리 사이에서 무릎을 꿇는데 이는 사실상 브리지와 정확히 똑같은 자세다. 다만 여자는 등을 아치형으로 구부리는 대신에 높이가 있는 평면 위에 눕는다. 가장 편하게 할 수 있는 장소는 침대다. 여자는 골반이 침대 가장자리에 오게끔 눕고 발은 바닥에 편평하게 내려놓는다. 침대가 너무 높으면 남자가 서서 하면 되지만 되도록이면 남자가 무릎을 꿇을 수 있는 낮은 침대에서 하는 편이 더 낫다. 삽입을 더 잘 조절하기 위해 여자의 엉덩이를 잡아도 좋다. 이 체위는 브리지보다 여자에게 훨씬 더 좋은데, 그것은 여자가 편히 쉴 수 있고 밑에 체중을 받쳐주는 무언가가 있어서 실제로 섹스를 더 즐길 수 있기 때문이다.

어디서 할까 낮은 침대 또는 매트리스의 가장자리가 제일 좋다.

필요한 도구 없음

난이도 ★★★★

여자 만족도 ★★★★★ 이 체위는 여자에게 상당히 편해서 여자로 하여금 모든 것을 더 온전히 경험할 수 있게 한다. 다만 G 스폿 삽입은 잘 되는 편이지만 페니스가 클리토리스를 잘 자극하지는 못한다.

남자 만족도 ★★★★★ 이 체위는 남자에게도 편하지만 남자가 원하는 만큼 색다르지는 않다. 이 체위에서도 남자는 오르가슴을 조절할 수 있지만 브리지를 할 때처럼 흥분되지는 않는다.

> **더 뜨겁게…** 클리토리스에 바이브레이터를 사용하면 여자를 더 기쁘게 할 수 있다. 여자가 즐기면 남자도 더 즐거워지는 법이다. 바이브레이터는 여자가 잡아도 되고 남자가 잡아도 된다. 두 경우 모두 이 체위에 변화를 줄 수 있는 재미있는 방법이다!

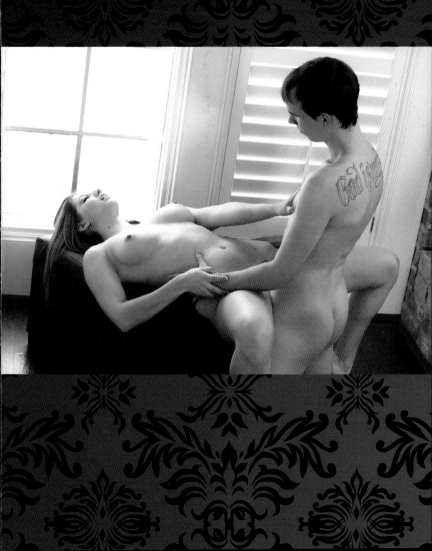

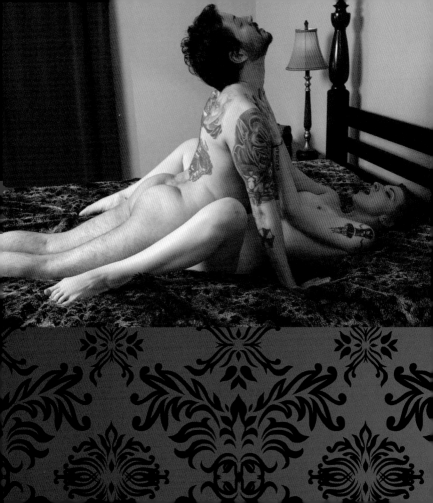

CAT
coital alignment technique

정상 섹스 체위 중에서 CAT은 여자의 오르가슴 가능성을 높이기 위해 사용할 수 있는 체위다.

어떻게 하나 먼저 일반 정상 체위를 취한다. 그 상태에서 남자는 위로 살짝 올라가고 여자는 엉덩이를 살짝 아래로 내려 자신의 클리토리스와 치골이 각각 남자의 페니스 기둥과 치골에 접하게 한다.

본질적으로 페니스를 넣었다 뺐다 하는 게 아니며 오히려 위아래로 찧는 동작을 이용한다. 여자도 최선을 다해 같은 방식으로 남자와는 반대 방향으로 찧는 동작을 하고, 이 동작이 야기하는 자극을 받기 위해 클리토리스를 남자에게 밀착시킨다. 사실 이런 동작에 정말로 익숙해지려면 약간의 연습이 필요하지만 남성 상위에서 여자가 기막힌 오르가슴을 느낄 수 있다는 점에서 전적으로 그럴 만한 가치가 있다.

어디서 할까 CAT에 가장 적합한 장소는 침대다.

필요한 도구 여자 허리에 베개를 받치면 여자가 남자의 페니스와 치골에 닿기 쉽도록 골반의 각도를 조절하는 데 도움이 된다.

난이도 ♛♛♛★★

여자 만족도 ♛♛♛♛♛ CAT을 이용하면 여자는 남자에게 정복당하는 기분과 오르가슴을 동시에 느낄 수 있다.

남자 만족도 ♛♛♛★★ 이 체위는 여자에게 좋은 만큼 남자에게도 좋은 건 아니지만 어쨌든 이것도 섹스다. 이봐, 섹스는 다 좋지 않은가?

더 뜨겁게… 서로의 눈을 지그시 바라보고 이 기회에 육체뿐만 아니라 정신적으로도 교감하자. CAT에 능숙해지면 쉽게 이 체위를 써서 남녀가 동시에 오르가슴에 도달할 수 있다!

카우보이
cowboy

카우걸(38페이지 참조) 체위에서 남자가 위로 가면 그것이 카우보이다. 이 체위는 정상 체위, 즉 '남성 상위'를 재미있게 변형시킨 것이다!

어떻게 하나 여자는 정상 체위에서와 같이 다리를 모으고 반듯이 눕는다. 그런 다음 남자가 다리를 벌리고 여자 몸 위에 앉아 삽입한다. 몸은 '카우보이'처럼 똑바로 세운다. 이런 식의 피스톤 운동에 익숙하지 않기 때문에 요령을 터득하기까지 시간이 조금 걸릴 것이다.

어디서 할까 침대나 소파 또는 바닥 같이 평평한 곳이 제일 좋다. 캠핑이나 다른 야외활동을 할 때 야외에서 이 체위를 써도 즐거울 것이다.

필요한 도구 어디서 하느냐에 따라 여자가 필요로 하는 베개가 하나 또는 두 개가 될 수 있으며, 때로는 바닥에 깔 담요가 필요할 수도 있다.

난이도 ★★★☆☆

여자 만족도 ★☆☆☆☆ 남자가 몸을 곧추세우고 똑바로 앉기 때문에 지속적인 클리토리스 접촉은 기대하지 말자. 그러나 여자는 남자가 정열적으로 섹스하는 모습을 즐길 수 있고, G 스폿 자극도 그리 나쁘지는 않다.

남자 만족도 ★★★☆☆ 카우보이 체위에서 남자는 주도권을 잡게 되어 좋지만 여성 상위와 비슷하게 느껴져 다시 시도하고 싶지 않을 수도 있다. 여자가 다리를 너무 많이 벌리지 않기 때문에 삽입이 매우 타이트하지만 다른 체위에서만큼 깊지는 않다.

> **더 뜨겁게…** 여자가 자신의 손으로 클리토리스를 자극하여 더 많은 쾌락을 느낄 수도 있다. 추가로 신체에 착용 가능한 핸즈프리 클리토리스 바이브레이터가 있다면 틀림없이 섹스가 더 화끈해질 것이다!

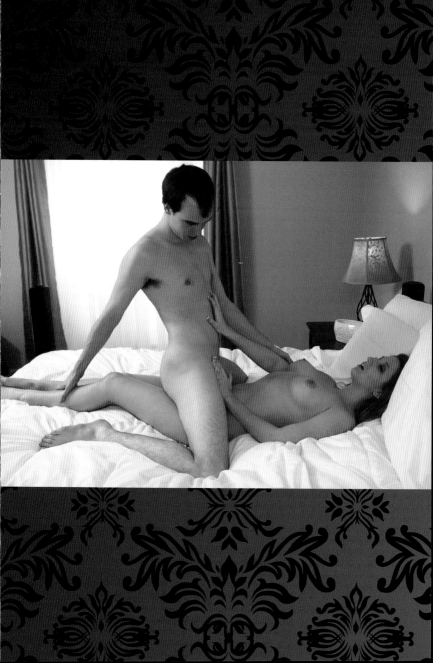

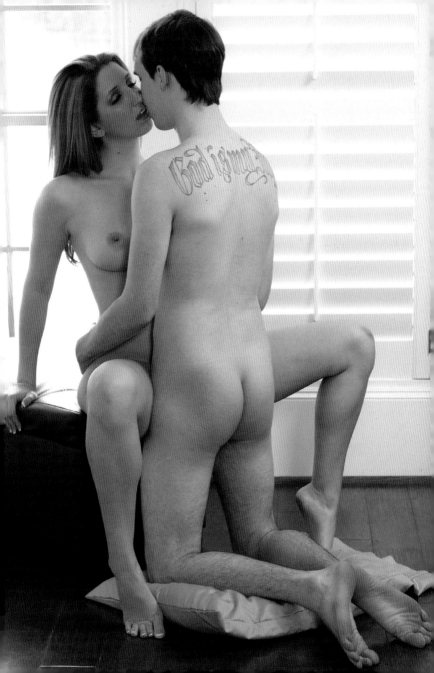

딜라이트 delight

딜라이트는 정상 체위의 변형으로 간단하지만 분위기 있고 에로틱하다. 자주 눈을 마주치고 싶을 때에도 더할 나위 없이 좋지만, 삽입을 직접 눈으로 보고 싶을 때에도 매우 좋은 체위다. 당신은 틀림없이 이 체위를 시도해보고 싶을 테고, 몇 번이고 다시 하게 될 것이다!

어떻게 하나 이 체위는 매우 쉽고 자극적이며 남녀 모두를 만족시킬 수 있다. 여자는 단순히 다리를 벌리고 발은 바닥에 평평하게 디딘 채 침대나 의자에 앉으면 된다. 남자는 피스톤 운동을 위해 무릎을 꿇고 골반이 여자 다리와 일직선이 되도록 조절한다. 이 딜라이트 체위는 간단하지만 남녀 모두 엄청난 쾌락을 느낄 수 있다!

어디서 할까 소파나 낮은 침대의 가장자리 또는 의자가 완벽한 장소다.

필요한 도구 남자 무릎에 받칠 부드러운 담요 또는 베개가 있으면 이 체위가 남자에게 더 편해질 것이다.

난이도 ★★★★

여자 만족도 ★★★★★ 이 체위는 클리토리스와 G 스폿에 상당한 자극을 주지만 여자가 딜라이트에서 가장 좋아하게 되는 부분은 그게 아니다. 이 체위는 남자와 얼굴을 마주보면서 하기 때문에 정서적 만족감이 크다. 딜라이트는 매우 분위기 있는 체위이며 틀림없이 여자에게 딱 맞을 것이다.

남자 만족도 ★★★★★ 남자는 여자가 좋아하는 체위라면 다 좋아하기 마련이다. 솔직히 말해서 남자가 섹스에서 기쁨을 얻는 방식은 정해져 있으므로 거의 모든 체위에서 쾌락을 느낄 수 있다. 남자를 기쁘게 하는 건 여자를 기쁘게 하는 것만큼 어렵지 않다. 다만 딜라이트가 남자를 완전히 흥분시키는 체위는 아니다.

> **더 뜨겁게…** 분위기를 훨씬 달아오르게 하기 위해 여자가 몸을 앞으로 숙여 남자의 가슴에 안겨도 좋다. 또는 여자가 남자를 유혹하고 싶다면 상체를 뒤로 젖혀 남자가 자신의 젖꼭지나 클리토리스를 애무하게 하자.

드릴 drill

분위기 있으면서도 여전히 음란한 드릴 체위로 섹스 도중 상대방을 온전히 느껴보자! 드릴은 일반 정상 체위의 섹시한 버전이며 매우 깊은 삽입이 가능하다.

어떻게 하나 드릴과 덱 체어(166페이지 참조)의 주된 차이점은 여자가 다리를 위로 들어 무릎을 90도로 구부리는 대신, 다리로 남자 엉덩이 주위를 감싸고 발목은 남자의 등에 의지한다는 것이다. 이 체위는 덱 체어나 심지어 정상 체위보다도 더 높은 육체적 친밀감을 제공하는데, 여자의 다리 위치로 말미암아 남녀가 딱 달라붙을 수 있기 때문이다. 여자들이여, 이 체위로 당신의 파트너를 속속들이 느껴보라!

어디서 할까 다방면에 능한 이 체위는 소파, 침대, 그리고 심지어 바닥까지 거의 모든 곳에서 가능하다.

필요한 도구 여자가 아래에 눕는 모든 체위에서는 여자 허리 밑에 베개를 받쳐 두면 더 편하다.

난이도 🔺⭐⭐⭐⭐

여자 만족도 🔺🔺🔺🔺⭐ 남자와 계속 몸을 밀착시킬 수 있고 종아리 근육을 사용하여 골반을 남자의 골반에 부딪칠 수 있다. 이렇게 하면 클리토리스 자극을 극대화할 수 있다! 깊은 삽입과 결합되면 클리토리스와 G 스폿 오르가슴을 분명 동시에 느낄 수 있을 것이다.

남자 만족도 🔺🔺🔺🔺⭐ 남자도 자신의 체중 대부분을 팔로만 지탱하지 않고 무릎을 꿇기 때문에 기술보다 쾌락에 더 집중할 수 있다. 그래서 흔히 정상 체위보다 더 자연스럽다.

> **더 뜨겁게…** 동작의 속도를 서로 일치시켜 항상 같이 움직이도록 하라. 불은 켜 두고 서로를 관능적으로 깊게 바라보자. 천천히 모든 느낌과 모든 순간을 즐겨라. 놀라운 오르가슴을 경험할 것이다!

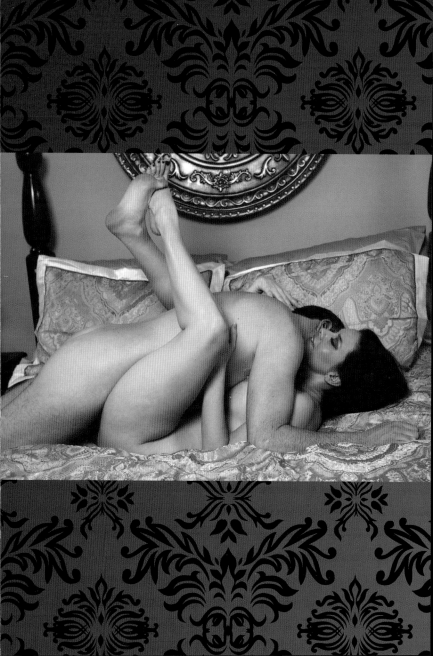

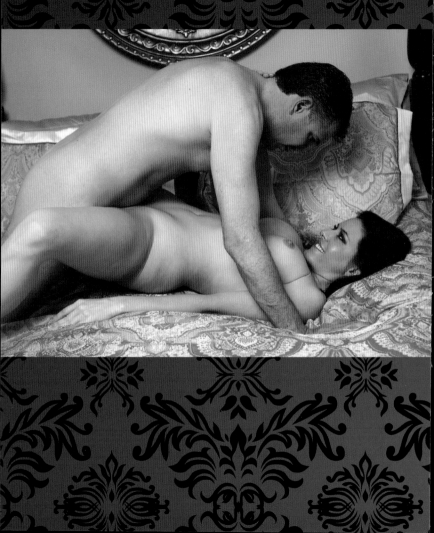

만남 meet 'n' greet

만남에서는 비록 여자가 전통 정상 체위에서와 같이 아래에 있긴 하나 피스톤 운동의 책임은 여자에게 있다. 남자가 여자에게 피스톤 운동을 하지 않고 여자가 골반을 남자 쪽으로 밀어 올리면서 대부분의 삽입 동작을 행한다. 굉장히 자극적이다!

어떻게 하나   전통 정상 체위에서와 같이 남자는 위에 있고 여자는 남자 밑에서 남자의 엉덩이 양쪽으로 다리를 벌린다. 남자는 자신의 무게를 무릎과 여자 몸의 양쪽에 받친 손에 의지한다. 다만 남자가 피스톤 운동을 위해 몸을 아래로 움직이는 대신 여자가 엉덩이를 반복적으로 들었다 내린다. 남녀 사이에 상당한 공간이 필요하므로 남자는 줄곧 자신의 몸을 손으로 지탱해야 한다. 도기 스타일 체위를 할 때와 거의 비슷하다.

어디서 할까   이 체위는 소파, 차 뒷좌석, 바닥, 침대 그리고 당신이 정상 체위를 하는 모든 곳에서 가능하다.

필요한 도구   이 체위를 바닥처럼 딱딱한 곳에서 할 경우 남자 무릎 밑에 받칠 베개가 있으면 한결 편할 것이다.

난이도   ★☆☆☆☆

여자 만족도   ★★★☆☆   만남에서는 여자에게 주도권이 있기 때문에 클리토리스를 남자에게 문지를 기회가 더 많지만 피스톤 운동에 익숙하지 않아서 금방 지칠지도 모른다. 여자가 체력이 좋지 않다면 이 체위를 오래 지속하지는 못할 것이다.

남자 만족도   ★★★★☆   남자는 자기 대신 여자가 피스톤 운동을 하는 것을 볼 수 있기 때문에 이 체위를 아주 좋아한다. 이는 반가운 변화이며 남자는 여자가 매우 흥분한 상태에서 피스톤 운동을 하는 모습에 완전히 빠질 것이다.

더 뜨겁게…   이 체위는 여자가 자신이 얼마나 열정적인지 남자에게 보여주고, 남자가 황홀경에 빠져 바라보는 동안 자기 가슴과 클리토리스를 애무하며 남자에게 볼거리를 제공할 수 있는 좋은 기회다.

역(逆) 정상 체위는 남자의 페니스가 상당히 유연하고 조금 더 색다른 걸 해보고자 할 경우 시도하기 좋은 체위다.

어떻게 하나   여자는 다리를 약간 벌리고 반듯하게 눕는다. 남자는 여자 위에 올라타 엎드리되, 여자 머리가 아닌 발쪽을 바라본다. 남자도 다리를 충분히 벌려 두 다리가 여자의 어깨 위나 머리 양쪽에 위치하도록 한다. 삽입을 위해 남자는 페니스의 맨 아래를 손가락으로 잡고 아래를 향하게 한 다음 천천히 질 안으로 넣는다. 페니스에 꽤 무리가 갈 수 있으니 오일을 많이 바르고 천천히 하는 것이 중요하다.

경고   조금이라도 아프면 바로 멈추자! 반드시 피스톤 운동을 천천히 하라. 드물긴 하지만 충분한 압력이 가해지면 페니스가 부러질 수도 있다.

어디서 하나   이 체위는 침대처럼 넓고 오픈된 공간에서 하는 게 좋다. 바른 동작으로 하는 데 집중해야 하기 때문에 비좁은 차나 소파는 부적절하다.

필요한 도구   오일을 많이 바르라! 이 체위를 시도하기 전에 남녀의 성기 모두 충분히 미끄럽게 만들어야 무리가 없다.

난이도   ★★★★★

여자 만족도   ★★★★★   남자가 묘기를 부려야 하므로 여자는 이 체위를 아주 좋아할 것이다.

남자 만족도   ★★★★★   매우 용감한 남자만이 이 체위를 하고 오르가슴에 도달할 수 있다.

> **더 뜨겁게…**   남자들이 삽입하기 더 좋은 각도를 만들기 위해 리버레이터 웨지를 사용하자.

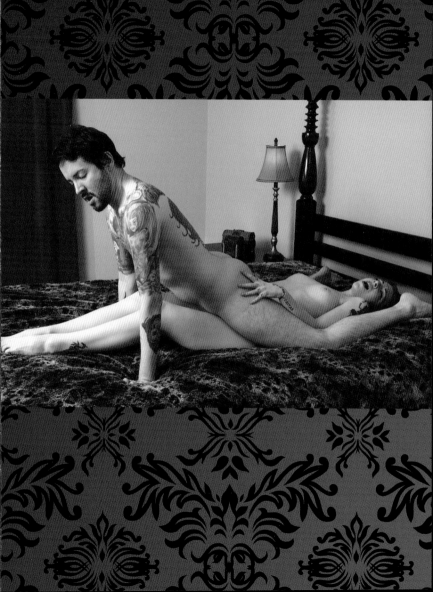

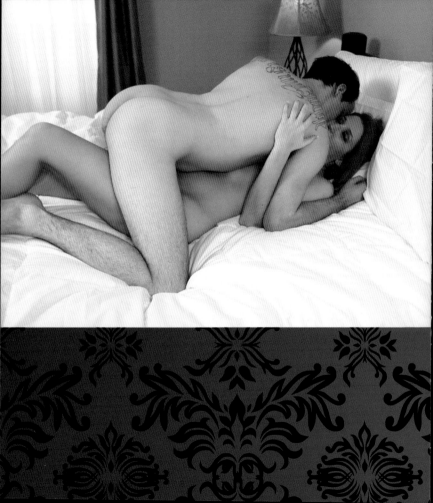

역(逆) 경마기수 체위
reverse jockey

역(逆) 경마기수 체위는 전통적인 정상 체위의 재미있는 변형으로 남자가 피스톤 운동과 자극에 대한 모든 주도권을 가진다. 이 체위에서 남자는 경마기수가 경주마 위에 앉듯이 여자 위에 앉고 몸을 앞으로 숙인 채 움직인다.

어떻게 하나 여자는 전통적인 정상 체위에서처럼 반듯이 눕는다. 남자는 여자 머리 쪽을 바라보며 여자 위에 올라탄다. 다만 다리는 여자 몸 양쪽에 놓는다. 피스톤 운동을 할 때는 엉덩이만 움직이는 게 아니라 몸을 앞으로 숙여서 몸 전체를 움직인다.

어디서 할까 좁은 공간에서도 얼마든지 할 수 있는 체위이며, 남녀 모두 다리를 넓게 벌릴 필요가 없다. 침대를 비롯해 소파와 차 뒷좌석 등 어디든 좋은 선택이다.

필요한 도구 없음

난이도 ♞★★★★

여자 만족도 ♞♞♞★★ 역(逆) 경마 기수 체위는 여자에게 좋은 체위인데, 여자의 두 다리가 서로 밀착되어 남녀 간의 마찰이 더 많아지기 때문이다.

남자 만족도 ♞♞♞♞★ 여자가 두 다리를 오므리고 있기 때문에 질이 훨씬 타이트하게 느껴진다. 남자는 이 체위에서 다른 체위에서만큼 깊이 삽입할 수 없다. 그러니 역(逆) 경마기수 체위는 남자의 페니스를 강하게 압박하여 완전히 새로운 느낌을 줄 것이다.

더 뜨겁게… 역(逆) 경마기수 체위는 훌륭한 '남성 지배' 체위다. 여기에 BDSM(제10장 참조)˚을 약간 더하거나 여자가 복종하는 역할의 롤 플레이를 함으로써 한 단계 더 나가보자.

˚ BDSM : 결박(Bondage), 순종(Discipline), 사디즘(Sadism), 마조히즘(Masochism)

침대나 테이블 위에서 할 수 있는 재미있는 체위다.

어떻게 하나 여자는 침대 또는 테이블 위에 누워 다리를 들어 올리고 발목을 교차시킨다. 남자는 여자의 두 다리나 교차된 발목을 잡고서 삽입한다. 꽤습득하기 쉬운 체위면서도 남녀 모두에게 굉장한 즐거움을 준다! 전통적인후배위나 애널 섹스에도 활용할 수 있다.

어디서 할까 식탁이나 서재의 책상, 물론 침대에서도 가능하다.

필요한 도구 먼저 타월을 깔고 여자 머리에 베개를 받쳐 두면 딱딱한 표면에서 여자가 더 편하게 할 수 있다.

난이도 ★★☆☆☆

여자 만족도 ★★★☆☆ 더 깊은 삽입이 G 스폿 자극에 좋다. 이 체위를 더 좋게 만들 수 있는 유일한 방법은 남자가 여자의 클리토리스를 문지르는 것인데, 안타깝게도 여자 다리가 교차되어 있어서 그렇게 할 수 없다.

남자 만족도 ★★★☆☆ 남자는 이 체위를 좋아하는데 그 이유는 편하기 때문이다. 서서 피스톤 운동을 할 수 있다! 게다가 여자의 교차된 다리가질 입구를 타이트하게 만들어 황홀한 느낌을 준다. 단, 다리가 교차되어 있어서 많은 것을 보지는 못한다.

> **더 뜨겁게…** 여자가 클리토리스 자극을 더 원한다면 핸즈프리 클리토리스 바이브레이터(착용 가능한 것)를 쓰면 좋다.

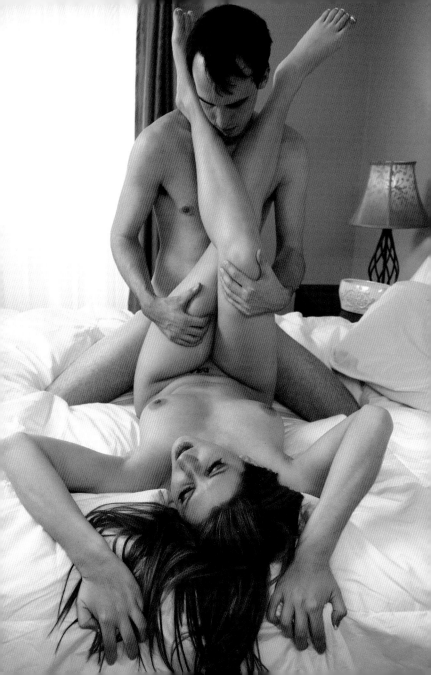

제2장 여성 상위 체위

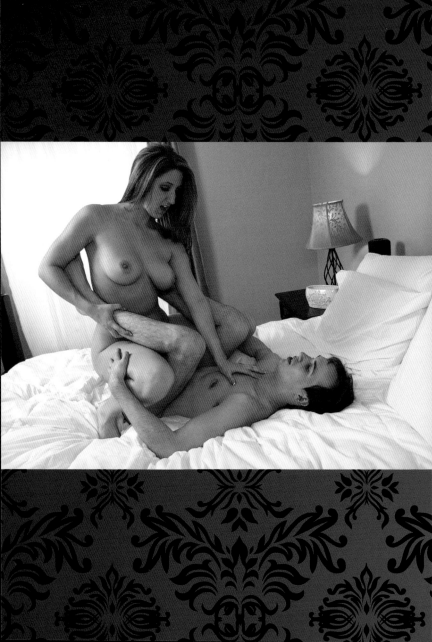

아마존 체위는 색다른 여성 상위 방식으로 여자에게 편하며, 남자가 복종하고 싶어할 때 유용한 체위다.

어떻게 하나   남자는 반듯이 누워 다리를 들어 올린 다음 약간 벌리고 무릎을 가슴 위로 가져간다. 그러면 여자는 다리를 벌리고 남자의 성기 위에 앉는다. 남자의 무릎이 여자 정면에 오게 하고, 종아리는 여자의 허리를 감싸고 발은 여자 등 쪽에 위치하도록 한다. 아마존 체위는 피스톤 운동이 전적으로 여자에게 달려 있는데, 삽입 각도 때문에 다소 어려울 수 있다.

경고   남자가 조금이라도 불편함이나 고통을 느낀다면 바로 멈추자!

어디서 할까   침대, 바닥, 소파 또는 차 뒷좌석 모두 괜찮다.

필요한 도구   편안하게 자세를 취할 수 있도록 남자 머리 밑에 베개를 두자.

난이도 ★★★★★

여자 만족도 ★★★☆☆   지배 성향이 강한 여자라면 아마존 체위가 주는 피스톤 운동의 주도권을 즐길 것이다. 이 체위로 G 스폿 오르가슴에 도달할 수 있지만, 남자의 페니스가 많이 휘어지기 때문에 여자는 너무 세게 움직이거나 페니스에 지나치게 압박을 가하지 않도록 주의해야 한다.

남자 만족도 ★☆☆☆☆   이 체위에서 오르가슴을 느낄 수 있지만 쉽지는 않을 것이다. 다만 정말 복종적인 남자라면 다리는 허공에 떠 있고 엉덩이는 노출된 상태로 이렇게 지배당하는 걸 매우 즐길지도 모른다.

> **더 뜨겁게…**   남자가 전립선 마사지를 좋아한다면, 성교 도중에 격정적인 오르가슴을 위해 손을 뻗어 남자의 항문을 애무해도 좋다. 손이 잘 닿지 않는다면 작은 버트 플러그 또는 애널 비즈를 사용하는 것도 좋은 방법이다.

카우걸 cowgirl

카우걸은 단연 여자의 오르가슴에 가장 도움이 되는 체위이며 많은 여성들이 오직 이 체위로만 오르가슴을 느낄 수 있다. 남자들도 이 체위를 좋아하는데 여자가 피스톤 운동의 대부분을 하는 동안 그들은 편히 쉴 수 있기 때문이다. 이것은 반드시 해봐야 할 섹스 체위다.

어떻게 하나 카우걸은 여자들 사이에서 인기가 좋은 체위로 '여성 상위'라고도 한다. 남자는 반듯이 눕고(일반 정상 체위에서 여자가 하는 것처럼) 여자는 남자 골반 위에 다리를 벌리고 앉은 다음, 무릎에 체중을 싣는다. 남자는 여자를 받쳐주기 위해 약간 무릎을 구부려도 좋고 아니면 그냥 침대에 펴둔 채로 있어도 된다. 여자는 몸을 똑바로 세우고 앉아도 되지만 보통은 더 강한 클리토리스 자극을 위해 몸을 약간 앞으로 숙인다.

어디서 할까 소파, 침대, 의자, 바닥 또는 자동차 등 편평한 곳이면 어디든 괜찮다.

필요한 도구 여자 무릎에 받칠 부드러운 담요 또는 베개가 있다면 매우 도움이 될 것이다!

난이도 ⭐★★★

여자 만족도 ⭐⭐⭐⭐⭐ 카우걸 체위에서는 여자가 거의 모든 것을 컨트롤하게 된다. 여자는 오르가슴을 더 잘 느끼기 위해 이들 중 어느 것이든 바꿀 수 있기 때문에 오르가슴에 도달하기가 훨씬 쉽다. 이 체위는 G 스폿과 클리토리스 자극에 탁월해서 많은 여성들이 두 오르가슴을 동시에 느낄 수 있다!

남자 만족도 ⭐⭐⭐⭐⭐ 여자가 오르가슴을 느낀다면 남자도 느낄 것이다. 남자는 여자가 주도적으로 섹스하는 모습을 보는 것을 좋아하며, 이 체위는 남자에게 좋은 볼거리를 제공한다. 남자는 여자가 스스로 오르가슴을 느끼기 위해 남자 위에 올라 타 그의 몸을 이용하는 것을 매우 좋아한다.

> **더 뜨겁게** 여자가 몸을 똑바로 세우고 앉으면 남자는 훨씬 더 잘 볼 수 있으며, 여자는 섹스를 하는 동안 남자에게 최고의 쇼를 보여주기 위해 자신의 몸을 더듬어도 좋다.

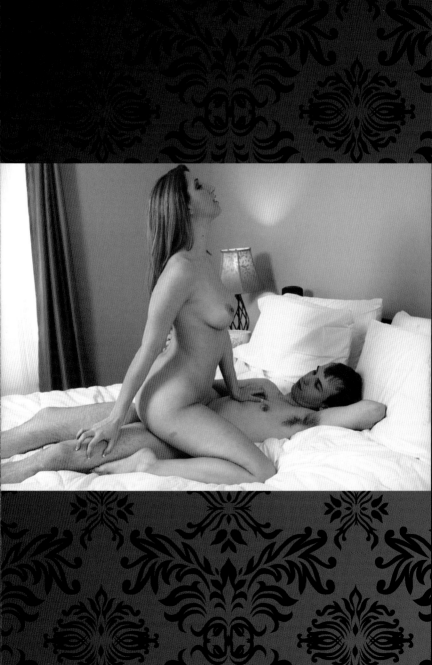

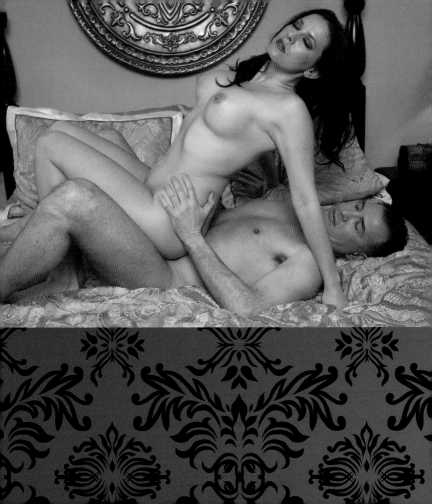

핫 시트
hot seat

핫 시트는 여성 상위와 후배위가 결합된 체위다. 약간 음란하지만 그리 어렵지 않은 것을 원할 때 가장 좋은 자세다.

어떻게 하나 남자가 다리를 벌리고 무릎은 구부려서 침대나 바닥에 발을 평평하게 얹은 채 반듯이 눕는다. 여자는 남자에게 등을 진 상태로 남자의 몸 위에 올라타서 남자만큼 다리를 구부리고 몸을 낮춘다. 그런 다음 남자의 몸통 양쪽을 손으로 짚어 자기 체중을 지탱하면서 피스톤 운동과 앞뒤로 골반을 흔드는 데 근육을 사용한다. 이 체위에서는 오직 비벼대거나 흔드는 동작만 가능하지만, 느리고 감각적이어서 많은 커플들이 좋아할 것이다.

어디서 할까 핫 시트는 소파 또는 튼튼한 안락의자에서 하기 좋은 체위지만, 남자를 지탱해줄 베개가 있다면 침대에서도 가능하다.

필요한 도구 남자가 쇼를 즐기는 동안 편하게 기댈 베개가 많이 있으면 좋다.

난이도 ♠♠♠★★

여자 만족도 ♠♠♠★★ 이 체위는 여자의 팔이 매우 피로해질 수 있으며, 클리토리스를 자극하는 동작이 거의 없다. 다만 삽입 각도가 G 스폿을 자극하기에 안성맞춤이다! 특히 손이나 섹스 토이로 클리토리스를 자극할 수 있다면 여자는 스스로 오르가슴에 도달할 수 있을 것이다.

남자 만족도 ♠♠♠★★ 남자가 섹스 광경을 볼 수 있도록 이 체위를 거울 앞에서 해보자. 그를 훨씬 자극할 것이다.

더 뜨겁게… 여자가 팔 힘이 좋아서 성교 도중 몸을 위아래로 움직일 수 있다면 남자는 자신의 성기가 여자 몸에 들어갔다 나왔다 하는 것을 볼 수 있을 테고, 이는 남자를 매우 흥분시킬 것이다!

크랩 crab

크랩은 독특한 여성 상위로, 남자는 보통 어색해하지만 성교 도중 굉장한 쇼를 볼 수 있다.

어떻게 하나 남자는 다리를 살짝 벌린 채 반듯이 눕고, 여자는 발이 남자를 향하게 하여 남자 위에 앉는다. 이때 피스톤 운동을 쉽게 하려면 몸을 뒤로 젖혀 남자의 두 발을 잡고 남자의 몸통 양옆에 발이 오도록 다리를 구부려 그 다리를 사용하는 것이 좋다. 비록 크랩은 남자가 삽입 장면을 볼 수 있지만, 페니스가 평소와는 다르게 구부러지기 때문에 마스터하기 어려운 체위다. 하지만 페니스가 유연한 남자들은 이 체위를 즐길 것이다.

경고 조금이라도 불편하거나 아프다면 바로 멈추라! 안전에 유의하고 이 체위가 아프면 다른 체위를 찾아보라.

어디서 할까 크랩은 평평한 곳 어디서든 가능하지만 아무래도 편한 침대가 남녀 모두에게 좋을 것이다.

필요한 도구 남자의 머리를 받쳐줄 베개 한두 개를 두면 남자가 섹스 동작을 보기 위해 팔꿈치로 몸을 지탱할 필요가 없어서 편하다.

난이도 ★★★★★

여자 만족도 ★★★☆☆ 크랩은 클리토리스를 많이 자극하지는 않지만 남자가 피스톤 운동 중에 쉽게 손을 뻗어 클리토리스를 자극할 수 있다. 여자는 비록 피스톤 운동 요령을 터득하는 것이 다소 어려워도 우위를 차지하는 것을 매우 즐기게 될지도 모른다.

남자 만족도 ★★★☆☆ 남자의 입장에서 크랩은 아무 문제없이 능숙해지기만 하면 모든 상황을 볼 수 있으므로 매우 즐길 수 있는 체위다. 하지만 불편하거나 페니스가 유연하지 않다면 즐기지 못할 것이다. 그러니 이 체위의 피스톤 운동과 움직임에 익숙해질 때까지 천천히 하라.

> **더 뜨겁게…** 남자가 여자의 클리토리스와 음순을 자극하거나, 아니면 섹스 토이를 사용할 수 있다. 두 방법 모두 이 체위를 훨씬 더 뜨겁게 만든다!

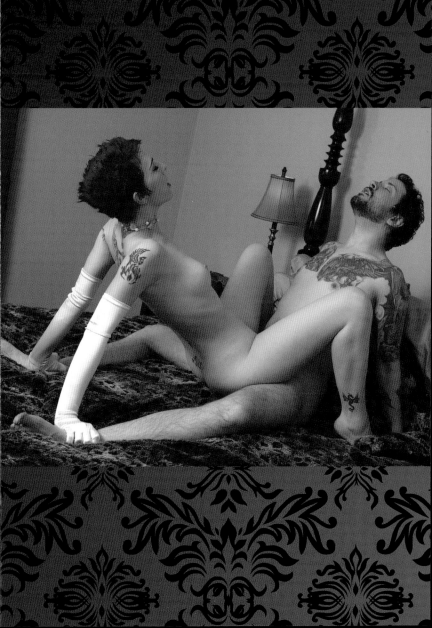

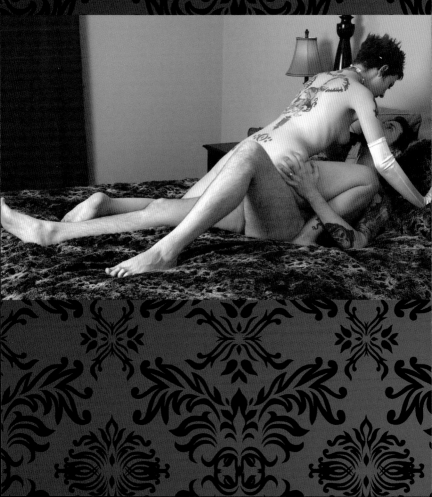

런지 lunge

런지는 여성 상위를 재미있게 변형한 체위로 아주 깊은 삽입이 가능하다. 한 가지 어려운 점은 여자가 상당히 유연해야 한다는 것이다.

어떻게 하나 남자는 침대에 반듯이 눕는다. 여자는 다리를 벌린 채 남자 위에 올라앉고 한쪽 다리를 들어 남자 엉덩이 부근에서 갈고리처럼 구부린다. 발은 남자 엉덩이 가까이에 붙이고 침대 위에 놓는다. 나머지 한쪽 다리는 뒤로 쭉 뻗어 침대와 평행하게 놓는다. 런지라는 이름은 여자가 페니스를 향해 몸을 내릴 때 '런지'형의 스트레칭을 하는 모습과 비슷해서 붙인 것이다.

어디서 하나 이 체위는 침대에서 해야 한다. 가능한 한 편하고 넓은 공간이 좋다.

필요한 도구 특히 남자가 섹스 동작을 더 잘 볼 수 있게 머리를 무언가로 받치길 원한다면 베개를 하나 준비하자.

난이도 ★★★★★

여자 만족도 ★★★★★ 이 체위에서는 클리토리스 마찰과 깊은 삽입, 그리고 G 스폿 자극이 상당히 잘 되지만, 여자가 자세를 취하고 유지하기가 상당히 어렵다. 수월하게 이 체위에 성공하려면 몸이 아주 유연해야 한다. 단 성공만 한다면 클리토리스 마찰과 깊은 G 스폿 자극이 혼합되어 매우 강력한 오르가슴에 도달할 수 있을 것이다.

남자 만족도 ★★★★★ 남자는 누워서 편하게 여자가 주도하는 섹스를 즐길 수 있기에 런지를 좋아한다. 그리고 여자가 구부린 다리를 아주 살짝이라도 들면 아주 훌륭한 광경을 볼 수 있다는 것도 남자가 이 체위를 좋아하는 이유다.

> **더 뜨겁게…** 런지에서 남자는 손을 올려 여자의 유두를 애무할 수 있다. 또 남녀 모두 외설감을 좀 더 맛보려면, 여자의 다리 위치 때문에 항문이 드러나 있으니 남자가 손을 여자의 뒤쪽으로 뻗어서 항문을 애무하는 것도 좋은 방법이다.

백미러
rearview mirror

색다르지만 쉬운 후배위 체위를 찾는다면 백미러가 단연 제격이다. 재미있을 것이다!

어떻게 하나 남자는 바닥 또는 침대와 같은 곳에 다리를 쭉 뻗고 여자가 사이에 들어올 수 있도록 살짝 벌린 상태로 앉는다. 여자는 남자의 발쪽을 바라보며 남자 다리 사이에 엎드리는데 이때 다리는 남자의 몸통 양옆으로 넓게 벌린다. 삽입에 성공하려면 상당한 연습이 필요하지만 가능한 일이다!

이 체위에서는 남자가 피스톤 운동을 많이 할 수 없기 때문에, 피스톤 운동의 리듬과 깊이를 여자가 조절하게 된다. 백미러는 역(逆) 카우걸(49페이지 참조)과 비슷하므로 이 체위가 어색하게 느껴진다면 역(逆) 카우걸을 먼저 시도해보라.

어디서 할까 넓은 공간이 필요하므로 가급적 바닥이나 침대가 좋다.

필요한 도구 바닥에서 할 때는 담요나 두꺼운 타월이 있으면 편하다.

난이도 🏛🏛🏛⭐⭐

여자 만족도 🏛🏛🏛⭐⭐ 백미러는 여자에게 상당히 편하지만, 피스톤 운동에 익숙해지는 게 어려울 뿐 아니라 삽입 각도도 처음에는 다소 어색하게 느껴질 수 있다. 이 체위는 실제로 '피스톤 운동'이라기보다는 흔들고 비비는 동작에 가깝다. 그렇지만 더 높은 오르가슴 가능성을 위해 클리토리스를 자극하는 데 도움이 될 수 있다.

남자 만족도 🏛🏛🏛⭐⭐ 남자는 이 체위의 뷰를 좋아한다. 그러나 페니스가 구부러지는 각도가 다소 어색할 수 있다.

경고 조금이라도 불편하다면 즉시 멈출 것!

> **더 뜨겁게…** 이 체위는 남자의 손이 여자의 엉덩이를 때리고 여자가 괜찮다면 항문을 애무할 수 있는 완벽한 위치에 있다. 이러한 행위를 하는 것이 이 체위를 훨씬 음란하게 만들어줄 것이다!

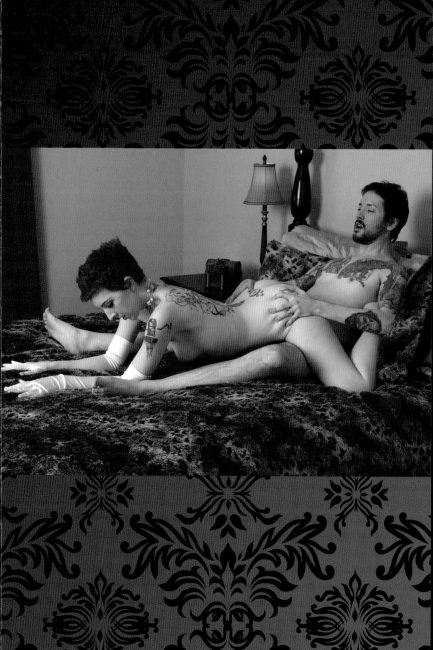

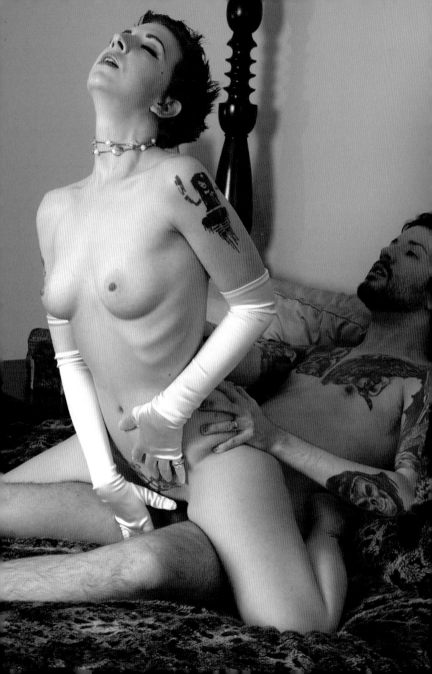

역(逆) 카우걸 reverse cowgirl

역(逆) 카우걸은 남자에게 최고인 섹스 체위 중 하나다. 여자가 위에서 섹스하는 모습을 볼 수 있기 때문이다. 이 체위는 카우걸만큼 여자의 오르가슴에 도움이 되지는 않지만 좀 더 변태적이고 남녀 모두에게 큰 즐거움을 줄 수 있다.

어떻게 하나   여자는 남자 머리쪽이 아닌 발쪽을 바라보며 남자 위에 올라앉는다. 이때 다리는 양쪽으로 벌리고 무릎으로 체중을 지탱한다.

어디서 하나   침대, 소파, 바닥 또는 차 뒷좌석 등 누울 공간이 있는 곳이라면 어디서든 이 체위를 시도해보라.

필요한 도구   없음

난이도   ★☆☆☆☆

여자 만족도   ★★★☆☆   역(逆) 카우걸은 카우걸만큼 여자에게 효과적인 체위는 아니다. 이 체위에서도 여자가 삽입 속도와 깊이, 각도를 조절할 수 있지만 남자의 발쪽을 바라보기 때문에 남자의 해부학적 구조와 여자의 성감대가 맞지 않는다. 또 남자의 페니스로 G 스폿 자극을 받을 수는 있지만, 카우걸에서처럼 쉽지는 않다. 페니스가 문지르는 질 벽의 위치가 G 스폿이 있는 곳이 아니기 때문이다.

남자 만족도   ★★★★★   남자들은 이 체위를 매우 좋아한다. 다른 여러 후배위 체위가 그러하듯이 이 체위도 남자를 시각적으로 많이 자극하고, 여기에 여자가 섹스를 주도한다는 사실에서 오는 흥분까지 더해지기 때문이다. 여자가 아주 자극적인 섹스 체위로 남자를 놀라게 하고 싶다면 역(逆) 카우걸 체위를 시도하라.

더 뜨겁게…   여자들이여, 몸을 앞으로 푹 숙여서 엉덩이가 무대 중앙에 오게 하라. 이때 반드시 제모를 잘 하고 깨끗하게 씻어서 좋은 냄새가 나게 하자.

앉은 가위 체위는 재미있는 여성 상위 방식으로 클리토리스 자극이 잘 된다.

어떻게 하나 남자는 침대에 반듯이 누워 한쪽 무릎은 구부린 채 다리를 벌린다. 여자는 남자 위에 올라타서 남자의 다리와 자신의 다리가 서로 얽히게한다. 이때 남자에게 등을 진 상태로 성기를 남자 다리에 밀착시키고 남자가삽입할 수 있도록 남자의 한쪽 허벅지 위에 다리를 벌리고 앉는다. 이 체위는 역(逆) 카우걸과 비슷하지만 몸통이 아닌 다리에 올라탄다는 점이 다르다.

어디서 할까 앉은 가위 체위는 굉장히 넓은 공간이 필요하기 때문에 침대에서 하는 것이 좋다. 바닥도 괜찮긴 하지만 침대가 확실히 가장 편한 장소다. 만약 바닥에서 하기로 결정했다면, 반드시 담요와 베개를 많이 준비하라!보는 사람이 없다면 야외의 피크닉 담요 위에서 하는 것도 재미있다!

필요한 도구 담요와 베개. 개수는 장소에 따라 다르다.

난이도 ⭐⭐★★★

여자 만족도 ⭐⭐⭐⭐★ 이 체위에서는 클리토리스 자극을 받기 매우쉬워서 여자가 좋아한다. 또 클리토리스를 남자 허벅지에 문지를 수 있는데,이때 윤활유를 조금 바르면 기가 막히게 좋을 것이다. 그리고 이 체위는 전통적인 가위 자세(144페이지 참조)와는 다르게 모든 동작을 여자가 통제한다.

남자 만족도 ⭐⭐⭐★★ 남자는 여자가 이 체위를 즐기는 모습을 보는걸 좋아한다! 단 여자에게 주도권이 있기 때문에 아마 다른 체위만큼 남자가오르가슴을 많이 느끼지는 못할 것이다.

> **더 뜨겁게…** 이 체위를 거울 앞에서 해 남자가 여자의 뒷모습과 흥분한 얼굴 표정을 동시에 볼 수 있도록 하여 남자의 오르가슴 가능성을 높이자.

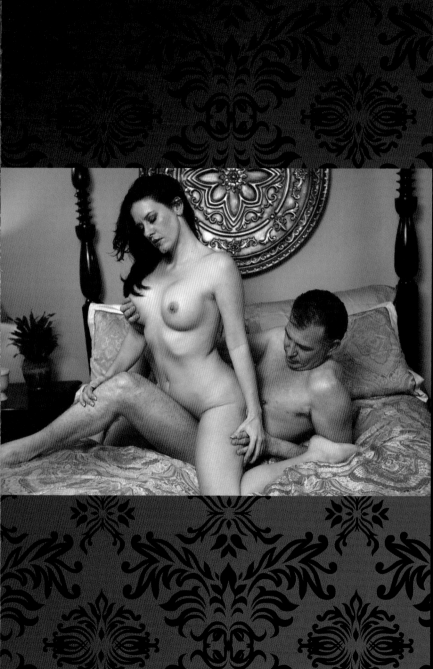

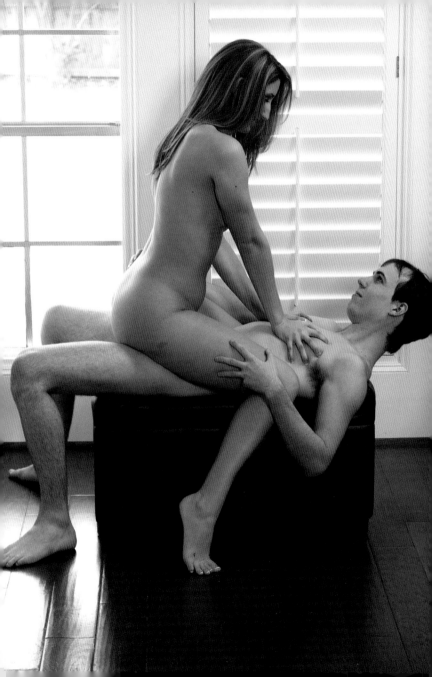

시비안
sybian

시비안 체위는 시비안 섹스 토이처럼 여자가 오르가슴을 위해 모든 것을 주도하고 피스톤 운동을 하고 문질러댈 수 있다.

어떻게 하나 남자는 오토만(위에 부드러운 천을 댄 기다란 상자 같은 가구—옮긴이) 또는 작은 테이블 위에 반듯이 눕는다. 가구는 남자의 발과 다리만 밖으로 나오고 머리와 엉덩이는 받쳐줄 수 있는 길이의 것을 선택해야 한다. 여자는 남자 엉덩이 위에 다리를 벌리고 올라앉은 다음 남자를 마주본 채 남자의 페니스 위로 몸을 낮춘다. 그리고 G 스폿 또는 클리토리스 오르가슴 아니면 두 오르가슴에 동시에 도달하도록 골반을 흔들고 피스톤 운동을 하는 데 남자를 이용한다.

어디서 할까 커다란 오토만 또는 길고 좁은 탁자에서 하는 게 가장 좋다.

필요한 도구 적당한 크기의 가구를 제외하고 다른 것은 전혀 필요하지 않다.

난이도 ✪✪✪★★

여자 만족도 ✪✪✪✪✪ 여자에게 모든 주도권이 있으므로, 오르가슴을 위해 클리토리스 마찰을 마음대로 조절할 수 있다. 또한 피스톤 운동의 깊이와 속도를 선택할 수 있어 정확하게 G 스폿을 자극할 수 있다. 시비안 체위는 유명한 시비안 자위기구에서 이름을 딴 것이다. 올라탈 수 있는 이 기구는 여자가 자위행위로 더없는 만족감을 맛볼 수 있게 한다. 그것을 실제 사람과 한다면 비슷한 만족감을 느낄 수 있다!

남자 만족도 ✪✪✪✪★ 가끔 남자는 가만히 누워서 여자가 섹스를 주도하도록 내버려두는 것을 즐긴다. 또 여자를 어떻게 오르가슴에 도달하게 하는지 잘 모르는 남자들에게는 시비안 체위가 아주 탁월한 선택이다. 이 체위에서는 여자가 주도권을 잡으며, 남자를 이용해 스스로 오르가슴에 도달하는 데 책임이 있기 때문이다. 남자는 이 체위에서 시각적 즐거움도 맛볼 수 있다!

> **더 뜨겁게…** 이 체위에서는 남자가 여자의 기구다. 섹스를 즐기며 남자에게 멋진 쇼를 보여주라!

곁 안장
side saddle

곁 안장 체위는 여성 상위를 색다르게 변형한 체위로 남녀 모두에게 즐거움을 선사한다. 다만 남자보다는 여자에게 조금 더 어렵다.

어떻게 하나 남자는 침대 가장자리 또는 소파 위에 몸을 완전히 쭉 펴고 눕는다. 여자는 남자 엉덩이 옆에 서서 남자로부터 고개를 돌리고 발은 여전히 바닥에 놓은 채로 몸을 남자의 성기 위로 낮춘다. 이때 여자의 몸은 남자의 몸과 수직이 되며 시선은 섹스 내내 남자를 외면한다. 여자가 다리와 팔을 이용하여 피스톤 운동을 한다.

어디서 할까 곁 안장 체위는 소파나 침대 가장자리가 가장 하기 좋은 장소지만 썬 베드에서 해도 즐거울 것이다.

필요한 도구 남자에게 베개가 필요할 수도 있지만 소파나 침대처럼 편한 곳에서 한다면 필수적인 건 아니다.

난이도 ★★★☆☆

여자 만족도 ★☆☆☆☆ 이 체위는 여자가 섹스의 모든 동작을 도맡아서 하므로 마스터하고 즐기기 어려울 수 있다. 곁 안장 체위는 팔과 다리에 상당한 힘이 있어야 하며 어느 정도의 정력과 인내심 또한 필수다. 만일 당신의 팔다리 근육이 긴장 상태에 익숙하지 않다면 조금만 움직여도 근육이 화끈거리는 게 느껴질 것이다. 그러나 몸이 탄탄한 여자라면 이 체위에서 가지는 통제력을 진정으로 즐길 수 있을 것이다.

남자 만족도 ★★★★☆ 곁 안장 체위에서 남자가 하는 일이라곤 가만히 누워 있는 것뿐이라 식은 죽 먹기다! 여자가 계속 섹스를 이어가는 한 남자는 상당히 편안하고 느긋하게 자극들을 즐길 수 있다. 남자는 잠시 동안 여자에게 '고삐를 넘겨주는 것'을 즐길 것이다!

더 뜨겁게… 여자가 남자를 '살아 있는 시비안 자위기구'로 생각한다면 이 체위를 더 즐겁게 만들 수 있다. 이 체위에서 남자는 여자가 올라타고 즐기는 성기일 뿐이다.

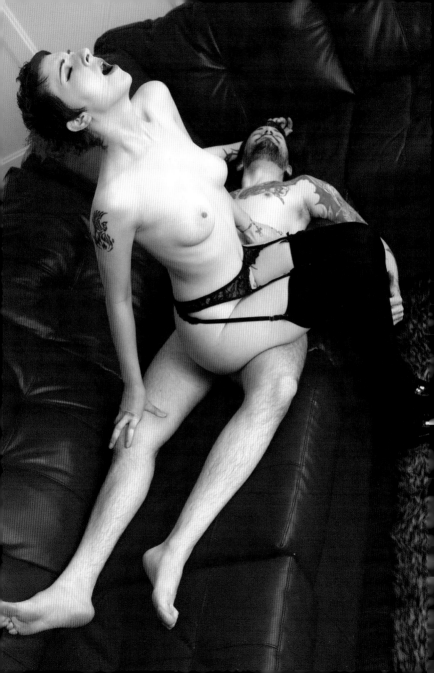

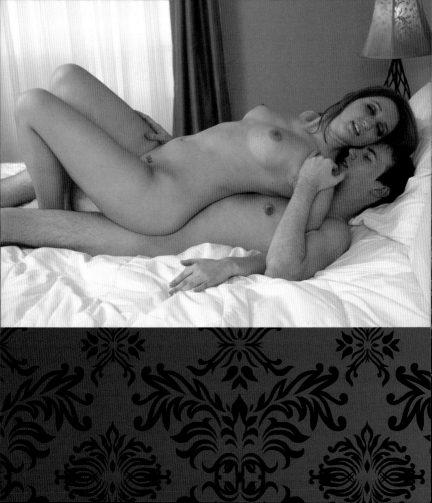

달걀 프라이 체위는 재미있는 후배위와 여성 상위 체위의 변형이다. 남자만큼 여자도 이 체위를 좋아할 것이다.

어떻게 하나 남자가 위를 바라본 채 평평한 곳에 누우면, 여자도 남자 위에서 천장을 바라보며 남자의 몸통에 등을 밀착시키고 눕는다. 이 상태로 남자는 뒤에서 여자 몸에 삽입하고, 여자 엉덩이를 잡고서 위아래로 움직인다. 조금 별나지만 남녀 모두가 즐길 수 있는 감미롭고 음란한 체위다! 하지만 여자가 무거운 편이라면 하기 좋은 체위는 아니다. 그럴 경우 남자가 여자의 엉덩이를 편하게 위아래로 올렸다 내렸다 하기가 훨씬 더 어렵기 때문이다.

어디서 할까 차 뒷좌석이나 소파에서 전통적인 정상 체위 말고 다른 것을 시도해보고 싶다면, 달걀 프라이가 탁월한 선택이다.

필요한 도구 남자 머리에 받칠 베개가 있다면 남자가 감사해 할 것이다!

난이도 ★★★★★

여자 만족도 ★★★★★ 여자는 달걀 프라이의 친밀감을 좋아하며 아주 즐긴다. 하지만 이 체위는 남자 또는 여자가 스스로 클리토리스를 자극하지 않는다면, 특별히 오르가슴을 잘 느낄 수 있는 체위는 아니다.

남자 만족도 ★★★★★ 남자는 피스톤 운동이 용이하도록 여자의 엉덩이를 들어 올렸다 내렸다 해야 하기 때문에 약간 피로해질 수 있으나, 이 체위가 선사하는 밀착감과 독특함을 즐길 것이다. 이 체위는 남자의 '꼭 해봐야 할' 섹스 리스트에 반드시 들어간다! 남자는 여자가 위에서 골반을 돌릴 때 여자의 가슴에 손을 뻗어 애무하는 걸 아주 즐길 것이다.

더 뜨겁게⋯ 이 체위는 애널 섹스를 즐겨 하고 모험심이 강한 커플에게 제격이다. 전통적인 애널 섹스 체위보다 항문에 더 깊게 삽입할 수 있다. 여자는 남자의 성기 위에서 골반을 돌리는 동안 클리토리스 바이브레이터를 사용하여 이 체위를 훨씬 더 뜨겁게 만들 수 있다!

제3장 그녀를 위한 오럴 섹스 체위

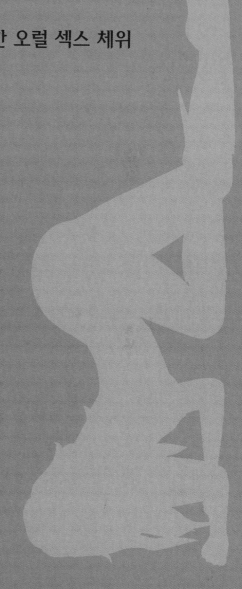

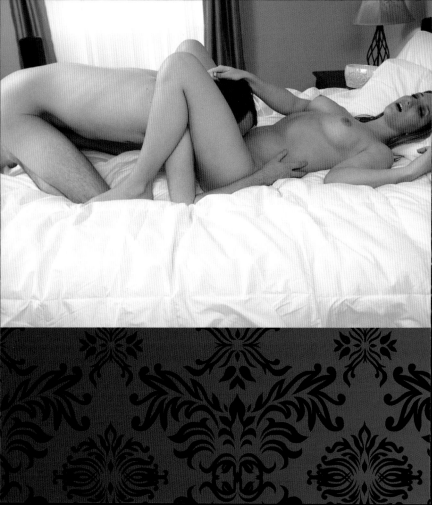

스프레드 이글
spread eagle

이 전형적인 오럴 섹스 체위는 많은 커플들이 믿고 할 수 있는 체위다. 색다른 요소는 부족하지만, 여성들이 단순히 누워서 편하게 쾌감을 맛볼 수 있기 때문에 여성들 사이에서 인기가 좋다!

어떻게 하나 이 체위는 여자를 위한 오럴 섹스 체위의 '정상위'다. 여성들을 위한 가장 일반적인 오럴 섹스 체위이며 여자가 편히 누워 쾌감에 집중할 수 있기 때문에 인기가 좋다. 많은 여성들에게 편안함과 집중은 오르가슴에 도달하기 위한 중요한 요소! 여자는 반듯하게 누워 다리를 벌리고 남자는 오럴 섹스를 할 수 있도록 여자 다리 사이에 자리를 잡는다. 간단하지만 굉장히, 굉장히 효과적이다!

어디서 할까 어디서든 가능하긴 하지만 편하고 부드러운 침대에서 하면 여자가 더 편히 즐기는 데 도움이 될 것이다.

필요한 도구 여자 허리 밑에 베개를 받쳐 두면 여자의 골반이 위쪽으로 기울어져 남자가 여자의 외음부에 접근하기 더 쉬워진다.

난이도 ★☆☆☆☆

여자 만족도 ★★★★★ 여성들은 누워서 편하게 모든 것을 즐길 수 있으므로 스프레드 이글 체위를 좋아한다. 그저 쾌감에 집중만 하면 된다. 그리고 그 느낌은 정확히 여자가 오르가슴에 도달하기 위해 필요한 것이다.

남자 만족도 ★☆☆☆☆ 이 체위는 아마 남자들 사이에서는 가장 인기 없는 체위일 것이다. 목에 심한 경련이 일어날 수 있기 때문이다! 핥을 때 목의 각도를 바르게 하는 것이 쉽지 않아서 목이 이상하게 휘어질 수 있다. 일부 남성들은 실제로 여자를 오르가슴에 도달하게 할 만큼 이 체위를 오래 유지하지 못할 수도 있다. 또한 손을 아래로 뻗어 스스로를 자극할 수도 없다.

> **더 뜨겁게…** 남자들이여, 클리토리스를 핥으면서 윤활유를 바른 손가락을 여자의 질 안으로 슬며시 넣어 G 스폿을 부드럽게 마사지하라(여자가 달아오르고 흥분한 후에도 물론!). 이것은 여자가 오르가슴에 도달할 가능성을 높여주며 잘만 하면 여자가 사정을 할지도 모른다!

엉덩이 들기는 여자가 매우 무력하지만, 음란하고 에로틱한 자세를 취하는 오럴 섹스 체위다. 모험을 좋아하는 커플들만을 위한 것이다!

어떻게 하나 여자는 반듯이 누워 자신의 엉덩이를 잡아 허공으로 올리고 다리를 머리 뒤쪽으로 떨어뜨린다. 남자는 무릎에 체중을 지탱하고, 여자의 엉덩이를 안정감 있게 지지하면서 여자의 성기를 향해 고개를 숙인다. 엉덩이 들기를 놀랍도록 음탕하게 만드는 것은 이 자세가 여자의 외음부와 항문을 일체 드러내어 남자가 입으로 마음대로 자극할 수 있다는 사실이다. 이 체위는 남녀 서로가 완전히 편할 때만 해야 한다.

어디서 할까 침대가 최고의 장소다.

필요한 도구 여자의 목과 어깨 상부를 받쳐줄 베개가 필요할 것이다. 리버레이터 웨지는 여자가 너무 지치지 않고 쉽게 자세를 유지할 수 있게 해줄 좋은 수단이다.

난이도 ★★★★★

여자 만족도 ★★★★★ 여자가 모험을 매우 좋아하고 변태적이라면 틀림없이 이 체위를 좋아할 것이다. 남자에게 꼼짝달싹 못하게 되는 느낌을 즐길 것이다! 그러나 여자의 몸이 아주 유연한 경우가 아니라면 상당히 불편할 수 있다.

남자 만족도 ★★★★ 남자가 오럴 섹스 해주는 것을 아주 좋아한다면, 또 항문을 입으로 애무하는 것도 좋아한다면 이 체위를 즐길 것이다. 이 체위는 어떤 식으로도 남자가 목을 길게 뺄 필요가 없기 때문에 하기 편한 오럴 섹스 중 하나다.

> **더 뜨겁게…** 남자가 항문을 입으로 애무하는 것은 원하지 않지만 어쨌든 이 체위를 훨씬 변태적으로 만들기 위해 항문 애무를 하고 싶다면, 클리토리스를 핥고 빠는 동안 손가락이나 작은 항문 기구를 이용하여 항문을 자극할 수 있다.

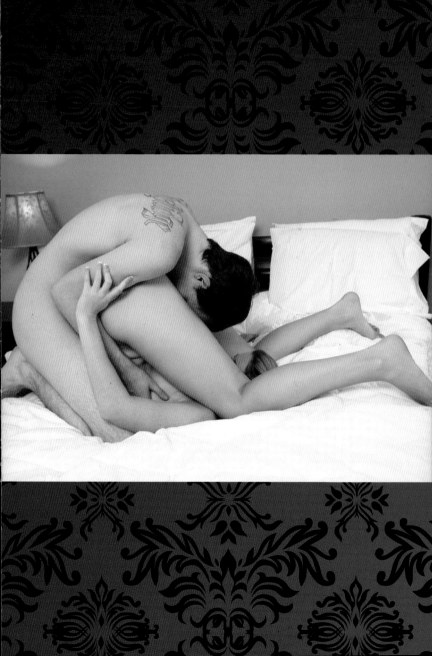

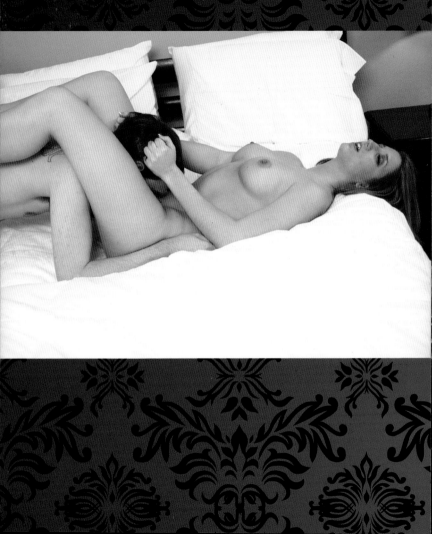

귀덮개
ear warmer

귀덮개 체위는 스프레드 이글(61페이지 참조)의 단순한 변형으로 여기서 여자는 더 많은 통제력을 가지며 다리를 벌리고 있을 때보다 더 편할 것이다.

어떻게 하나 여자는 편안하게 누워 남자가 오럴 섹스를 위해 엎드려 사이에 머리를 넣을 수 있을 만큼 다리를 벌린다. 스프레드 이글 체위를 할 때처럼 두 다리를 계속 벌리고 있는 대신, 다소 오므려서 남자의 머리 양쪽에 허벅지를 기댄다. 이는 쿤닐링구스(여성에 대한 구강성교-옮긴이) 도중 여자가 더 많은 통제력을 가지게 하며 많은 여성들은 엉덩이가 이 각도로 있을 때 더 편할 것이다.

어디서 할까 침대가 이 체위를 하기에 매우 편하고 흔한 장소지만 침대 가장자리(남자가 바닥에 무릎을 꿇은 상태로) 또는 소파 위에서도 할 수 있다.

필요한 도구 여자 머리에 베개를 받치고 가능하면 엉덩이가 남자가 오럴 섹스를 하기 더 쉬운 각도가 되도록 허리에도 베개를 받치면 좋다.

난이도 🏠★★★★

여자 만족도 🏠🏠🏠🏠🏠 통제력과 편안함이 커져 여자는 귀덮개 체위에서 정말로 편하게 누워서 쉴 수 있다. 여자는 오럴 섹스 받는 것을 아주 좋아하며, 이 체위에서 남자는 전적으로 여자를 만족시키는 데 집중한다.

남자 만족도 🏠★★★★ 남자가 머리를 더 자유롭게 움직이고 싶다면 이 체위를 좋아하지 않을 것이다. 여자의 다리가 남자의 머리에 밀착되어 다소 갑갑한 느낌이 들 것이다.

> **더 뜨겁게…** 남자는 여자의 클리토리스를 핥는 동안 쉽게 손을 사용하여 클리토리스를 자극할 수 있다. 이렇게 하면 여자가 오르가슴에 훨씬 더 빨리 도달할 수 있을 것이다.

얼굴에 올라타기

face straddle

얼굴에 올라타기는 여자가 오럴 섹스를 주도한다는 느낌을, 남자가 다소 복종하는 느낌을 받길 원할 때 사용하기 아주 좋은 체위다. 또 이 체위에서 남자는 여자가 쾌감에 온몸을 비트는 황홀한 모습을 볼 수 있다!

어떻게 하나   남자는 누워 있고 여자는 남자 머리 양쪽으로 다리를 벌리고 성기를 남자 얼굴 위로 낮춘다. 이 체위를 하는 방법이 두 가지 있는데, 두 방법 모두 여자는 자신의 체중을 무릎에 지탱해야 한다. 나머지 체중은 몸을 뒤로 젖혀 양손에 싣거나, 아니면 몸을 앞으로 숙여 네 발로 기는 자세를 취할 수 있다. 어느 쪽이든 남자가 여자 성기에 완벽히 접근할 수 있다.

어디서 할까   소파, 침대, 바닥 또는 차 뒷좌석 등 눕기에 충분한 공간이 있다면 어디서든 시도하라.

필요한 도구   남자 목을 위한 베개가 필수다!

난이도   ★☆☆☆☆

여자 만족도   ★★★★☆   이 체위는 여자에게 아주 좋은 오럴 섹스 체위다. 여자가 주도권을 더 많이 지닌 것처럼 느껴지기 때문이다. 골반을 움직여 애무 받길 원하는 대로 클리토리스의 위치를 조절할 수 있고, 오르가슴에 더 잘 도달하도록 몸을 흔들고 움직일 수 있다. 남자에게만 의존하지 않는 것이다.

남자 만족도   ★★★☆☆   많은 남성들이 이 체위를 즐긴다. 다소 복종하는 느낌이 들기 때문이다. 또한 이 체위에서는 여자가 남자한테만 의지하고 남자의 혀 움직임에 오르가슴을 맡기기보다는 자신을 직접 조종하여 더 많은 쾌감을 맛볼 수 있기 때문에, 남자가 오럴 섹스에 그리 자신 있지 않을 경우 이 체위를 쓰면 좋을 것이다.

> **더 뜨겁게…**   남자들이여, 여자에게 오럴 섹스를 해주면서 손을 뻗어 자위행위를 하라. 여자가 뒤돌아 당신이 무엇을 하는지 볼 수는 없지만 당신이 여자에게 오럴 섹스하는 것이 너무 좋은 나머지 자위행위를 하지 않고는 못 배긴다는 것이 여자의 성욕을 매우 자극할 것이다. 특히 많은 여성들이 남성들은 구강성교를 하기 싫은 일로 생각한다고 여긴다는 점을 고려하면 말이다.

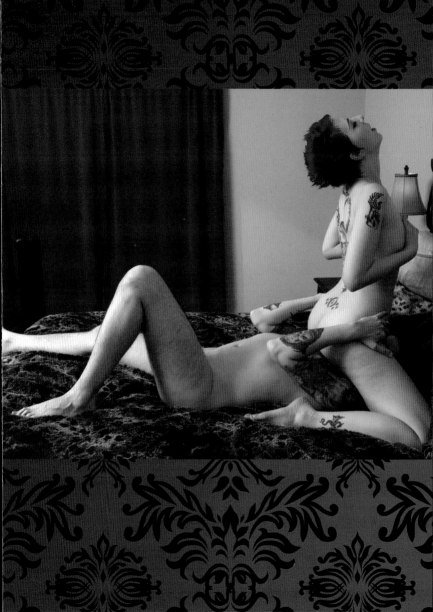

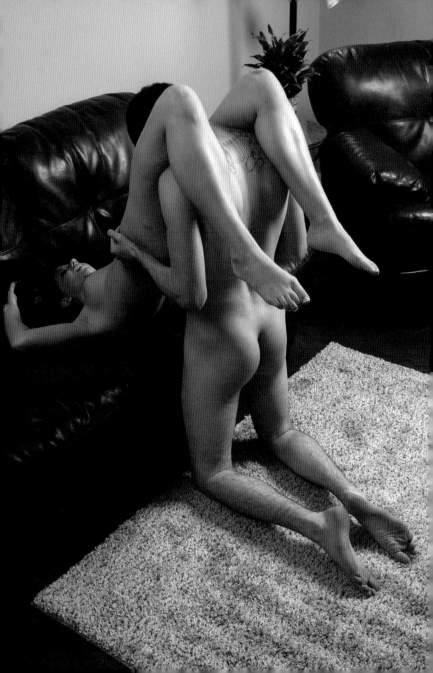

사료 자루는 재미있는 오럴 섹스 체위로 여자에게 조금 힘이 들 수 있지만, 일단 한번 해내면 매우 보람이 있다.

어떻게 하나 여자는 엉덩이를 소파 가장자리에, 다리와 발은 소파 밖으로 나가게 한 상태로 소파에 눕는다. 그러면 남자는 여자 앞에 무릎을 꿇고서 두 손으로 여자의 엉덩이를 들어 올리고 여자 다리를 자신의 어깨 위에 올린다. 남자의 머리가 여자 다리 사이에 꽉 끼지만 일단 해보면 매우 즐거울 것이다.

어디서 할까 이 체위는 소파에서 하기 가장 좋다.

필요한 도구 여자의 목과 어깨 상부를 위해 작은 베개가 필요할 수 있고, 남자는 무릎을 바닥에 꿇을 때 베개나 담요 또는 타월을 사용하면 좋다.

난이도 ★★★★★

여자 만족도 ★★★★★ 사료 자루는 아마 여자가 선호하는 오럴 섹스 체위는 아닐 것이다. 이 체위는 여자가 다리를 넓게 벌리지 않으므로 남자는 여자 음순 내부 신경과 심지어 클리토리스 일부 부위까지도 접근할 수 없다. 또한 여자의 자세가 조금 어색하다. 단, 남자가 여자를 오르가슴에 도달하게 하는 경우엔 여자의 머리로 급하게 흘러드는 피로 인해 오르가슴이 한결 더 강렬해질 수 있다.

남자 만족도 ★★★★★ 남자가 여자의 외음부와 다리에 둘러싸이는 것을 아주 좋아한다면 이 체위를 좋아할 것이다. 그러나 더 많은 통제력과 자유롭게 움직이는 것을 원한다면 아마 다른 오럴 섹스 체위를 즐길 것이다.

> **더 뜨겁게…** 남자는 여자의 가슴과 유두를 손으로 자극할 수 있을 뿐 아니라 쉽게 손을 뻗어 여자의 허벅지와 복부를 애무할 수 있다.

레그 업

leg up

여자를 위한 이 자극적인 오럴 섹스 체위는 남녀 모두에게 쉽다. 레그 업에서 남자는 여자 성기에 완벽히 접근할 수 있고, 여자는 그것을 쉽게 지켜볼 수 있다.

어떻게 하나 여자는 의자나 소파 또는 낮은 테이블 같은 곳 옆에 서서 한쪽 다리를 90도 각도로 들어 올려 발을 가구 표면 위에 놓아 다리가 벌어지게 한다. 남자는 여자 아래쪽에서 여자 다리 사이에 머리를 위치시키고 가부좌 자세로 바닥에 앉는다. 오럴 섹스를 하면서 여자의 엉덩이를 쥐거나 가슴을 애무해도 좋다.

어디서 할까 레그 업은 발을 올려둘 수 있는 곳만 있다면 어디서든 할 수 있다.

필요한 도구 의자, 소파, 낮은 테이블 또는 여자가 편안하게 발을 올릴 수 있는 적절한 높이의 침대가 필요하다. 남자도 바닥에 앉아야 하기 때문에 깔고 앉을 베개나 작은 담요 또는 타월이 필요할 수 있다.

난이도 🏛★★★★

여자 만족도 🏛🏛🏛🏛★ 여자가 레그 업에서 좋아하는 점은 이 체위가 편할 뿐 아니라 다리를 활짝 벌리기 때문에 남자가 여자의 가장 민감한 부위에 접근할 수 있다는 점이다. 이 체위에서는 오럴 섹스가 이루어지는 모습을 지켜볼 수 있는데, 이는 모든 오럴 섹스 체위에서 가능한 일이 아니다. 이것은 여자가 경험할 수 있는 완전히 새로운 방식의 오럴 섹스다! 한 가지 단점은 서 있는 자세로는 오르가슴에 도달하기 어렵다는 것이다.

남자 만족도 🏛🏛🏛★★ 이 체위는 남자에게도 편하며 남자는 오럴 섹스 도중 여자의 엉덩이를 잡거나 손을 올려 가슴을 애무할 수 있어서 좋다.

더 뜨겁게… 여자는 양손이 자유로우므로 손으로 자신의 유두를 자극하거나, 남자를 위해 손을 아래로 뻗어 음순을 넓게 벌려줄 수 있다. 후자의 경우 이 체위의 등급을 몇 단계 더 높여 주고 이미 자극적인 이 체위를 훨씬 더 뜨겁게 만든다!

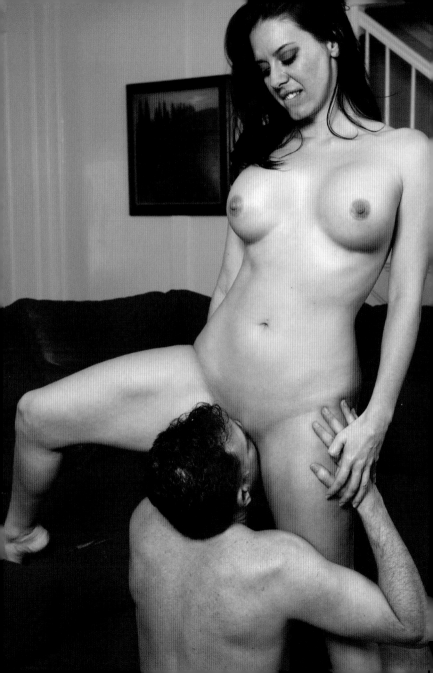

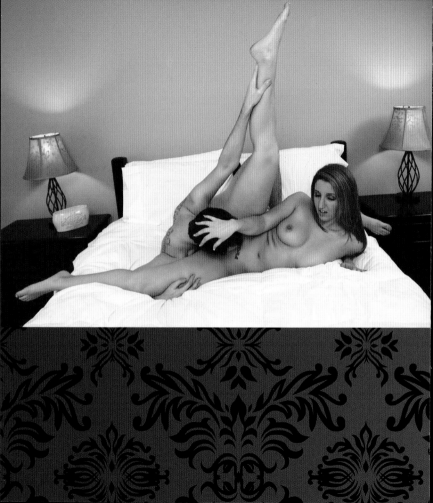

깃대 핥기 licking the flagpole

깃대 핥기는 남녀 모두에게 편한 오럴 섹스 체위이며, 여자가 최고의 쾌락을 위해 다리를 활짝 벌리는 자세다.

어떻게 하나 깃대 핥기는 터득하기 쉽다. 여자는 단순히 침대에 옆으로 눕고 안정감을 위해 아래쪽 다리의 무릎을 구부린다. 그러고 나서 위쪽 다리를 허공으로 높이 올리고 허벅지를 손으로 잡아 지지한다. 그러면 남자는 여자와 수직이 되게 옆으로 누워 머리를 여자 아래쪽 다리의 허벅지에 기대고 오럴 섹스를 한다.

어디서 할까 이 체위는 바닥 또는 넓게 오픈된 다른 공간에서도 할 수 있으나, 편안한 침대 위에서 주위를 베개로 둘러싸고 하는 것이 좋다.

필요한 도구 추가적인 지지를 위해 필요한 만큼 베개를 이용하라.

난이도 ★☆☆☆☆

여자 만족도 ★★★★☆ 이 체위에서 여자는 남자를 위해 다리를 벌리고 있는 걸 좋아하는데, 그 이유는 남자가 여자의 클리토리스와 음순의 모든 신경에 접근할 수 있기 때문이다. 한 가지 경고하자면 여자의 몸이 매우 유연하거나 탄탄하지 않다면 다리를 그렇게 높이 뻗어 올린 상태를 오래 유지하기 힘들 것이다. 더 편하게 하기 위해 위쪽 다리의 무릎을 약간 구부리는 것이 좋겠다.

남자 만족도 ★★★☆☆ 이 체위는 남자에게 편하며 목에도 무리가 가지 않는다. 머리를 여자의 허벅지 안쪽에 지탱하기 때문에 상당히 편안하고 여유 있게 오럴 섹스를 할 수 있다.

더 뜨겁게… 여자가 항문 애무를 즐긴다면 깃대 핥기는 남자가 여자에게 오럴 섹스를 하는 동시에 손으로 항문을 자극하기 더할 나위 없이 좋은 체위다. 이것은 이 체위를 훨씬 더 음란하게 만들어줄 훌륭한 방법이다!

거꾸로 얼굴에 올라타기
reverse face straddle

여자를 위한 오럴 섹스 중에서 굉장히 음란한 것 중 하나인 이 체위는 부끄러움을 타거나 소심한 여성들을 위한 체위는 아니다. 여자의 항문에 남자의 얼굴과 코가 매우 가까이 다가가야 하기 때문에 여자와 남자의 사이가 매우 편해야 한다. 그러나 항문 애무를 즐기는 커플에게는 아주 훌륭한 체위다!

어떻게 하나 앞쪽을 바라보고 하는 버전에서처럼 남자는 침대나 소파 또는 바닥에 눕고(평평한 곳 어디든 괜찮다), 여자는 남자 얼굴 양쪽으로 다리를 벌리고 앉아 무릎에 체중을 싣는다. 이 체위의 다른 점은 '역(逆) 카우걸' 체위를 할 때처럼 남자의 발쪽을 바라본다는 것이다. 남자는 뒤쪽에서 오럴 섹스를 할 수 있으며 이것은 실제로 항문을 입으로 애무하는 것을 즐기는 커플들에게는 매우 훌륭한 오럴 섹스 체위다. 여자의 엉덩이가 바로 남자 얼굴 정면에 있기 때문에 여자는 항문을 깨끗이 하고 제모를 해야 한다. 그럼 남자의 기분도 한결 좋아질 것이다!

어디서 할까 이 체위는 소파나 차 뒷좌석 또는 바닥 등 평평한 곳 어디서든 가능하다.

필요한 도구 베개나 돌돌 만 타월을 남자의 목에 받쳐 주자.

난이도 ★★★★★

여자 만족도 ★★★★★ 이 체위는 매우 음란한 여성들이 즐기는 오럴 섹스 체위다.

남자 만족도 ★★★★★ 여자에게 정복당하는 것을 좋아하는 남성들은 이 체위를 매우 즐길 것이다. 남자들이여, 여자에게 오럴 섹스를 해주는 동안 자위행위를 하면 더 높은 쾌감을 맛볼 수 있다. 여자가 당신의 발쪽을 바라보고 있기 때문에 당신이 자위하는 모습을 볼 수 있고, 그것이 당신이 믿지 못할 만큼 여자를 흥분시킬 것이다!

> **더 뜨겁게** 항문을 입으로 애무하는 것을 좋아한다면 이 체위가 그것을 시도해 볼 수 있는 기회. 안전을 위하여 덴탈 댐(구강 성행위 때 성병 보호용으로 쓰는 얇은 라텍스 조각-옮긴이)을 이용하자. 그러나 이 체위를 시도하기에 앞서 확실히 의논하라. 남자들이여, 여자가 먼저 동의하지 않았는데 혀로 여자의 엉덩이를 놀라게 하고 싶진 않겠지!

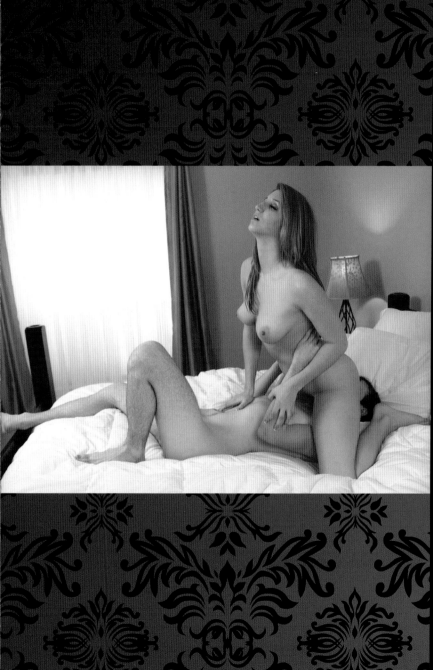

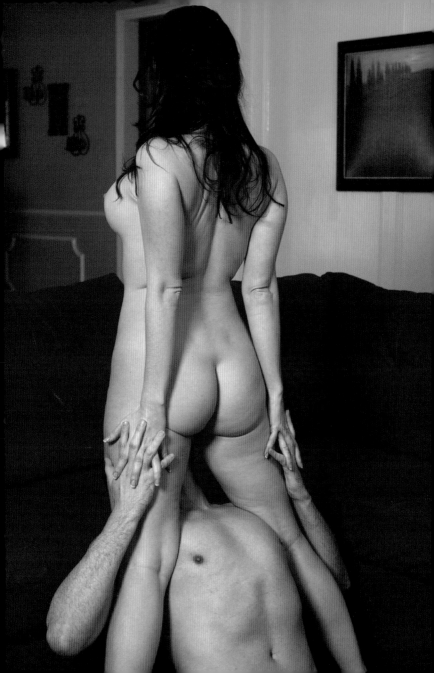

서서 얼굴에 올라타기 standing face straddle

이 체위는 여자에게 주도권이 있는 재미있고 쉬운 오럴 섹스 체위다.

어떻게 하나 남자는 가부좌 자세로 앉고, 여자는 남자 위에 서서 성기를 남자의 얼굴 위로 낮춘다. 남자는 더 나은 안정감을 위해 여자의 엉덩이를 잡고, 여자는 손으로 자신의 가슴을 애무하고 유두를 자극해도 좋다. 이것은 쉽고 금방 끝나지만 여자에게 매우 만족스러운 오럴 섹스 체위다.

어디서 할까 이 체위는 충분한 공간이 있다면 어디서든 할 수 있기 때문에 급하게 할 때 아주 좋다. 남자는 옷을 벗을 필요가 없고 여자는 속옷만 벗으면 된다!

필요한 도구 없음

난이도 ★★★★

여자 만족도 ★★★★★ 여자가 남자의 얼굴 위에서 강렬한 오르가슴에 도달하기 위해 쉽게 골반을 돌릴 수 있다는 점을 고려하면 이 체위에서는 여자에게 주도권이 있는 것이 좋다.

남자 만족도 ★★★★ 순종적인 남자들은 이 체위를 좋아할 것이다. 그러나 주도하길 좋아하는 남자들은 이 체위를 그다지 좋아하지 않을 것이다. 여자가 너무 세게 골반을 흔들면 남자는 불편함을 느낄 것이다. 여자가 지나치게 난폭해지거나 당신이 숨 막힐 것 같은 느낌이 든다면, 파트너에게 몸짓으로 신호를 보내라!

> **더 뜨겁게…** 여자는 엉덩이 움직임의 속도와 깊이를 조절할 수 있으며, 남자는 손가락을 이용하여 여자의 G 스폿을 자극할 수 있다. 일거양득이다. 거기에 추가로 G 스폿 바이브레이터를 사용하면 믿을 수 없을 만큼 좋을 것이다!

여자를 위한 언더 더 후드
under the hood (for her)

언더 더 후드 체위는 남자가 여자의 아랫도리에 완전히 접근할 수 있고, 여자는 적나라하게 노출된 느낌이 든다.

어떻게 하나 여자는 반듯하게 누워 종아리와 무릎을 최대한 자신의 가슴 가까이 가져간다. 보통은 다리를 쭉 펴야 하지만 그게 어렵다면 무릎을 살짝 구부려도 된다. 다리를 지지하기 위해서 허벅지 뒤를 잡을 수도 있다. 그러면 남자는 오럴 섹스를 하기 위해 무릎 꿇고 앉는다.

어디서 할까 침대 또는 바닥처럼 넓은 공간이 제일 좋은데, 당연히 침대가 훨씬 더 편할 것이다.

필요한 도구 여자 머리에 받칠 베개 하나가 필요할 것이며, 바닥에서 할 때는 남자 무릎에 받칠 베개도 필요하다. 담요나 타월을 둘둘 말아 사용해도 된다.

난이도 ★☆☆☆☆

여자 만족도 ★★★★☆ 항문 부위가 노출되는 것을 불편하게 느낀다면 이 체위를 그리 좋아하지 않을 것이다. 그러나 꺼릴 것이 전혀 없는 여성들에게 이 체위는 꼭 해봐야 할 체위다! 매우 자극적이다!

남자 만족도 ★★★☆☆ 남자는 이 체위를 좋아하는데, 이 체위가 여자에게는 무력감을 느낄 기회를 주고, 남자에게는 완전한 주도권을 쥘 기회를 주기 때문이다.

> **더 뜨겁게…** 구속 버전으로 여자의 손을 끈으로 묶고 다리를 완전히 벌어지게 한 채 오럴 섹스를 하라.

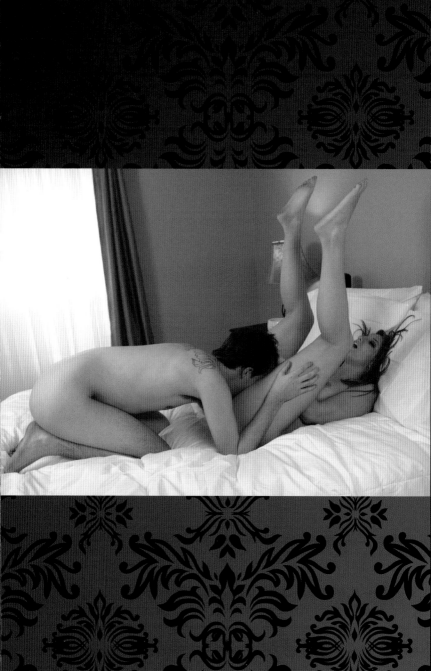

제4장 그를 위한 오럴 섹스 체위

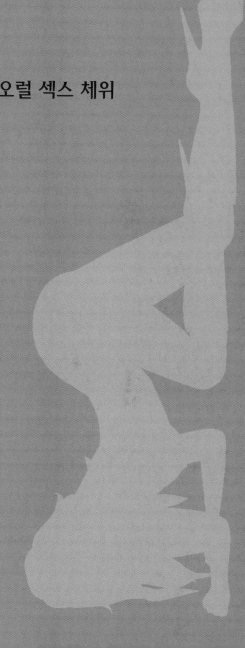

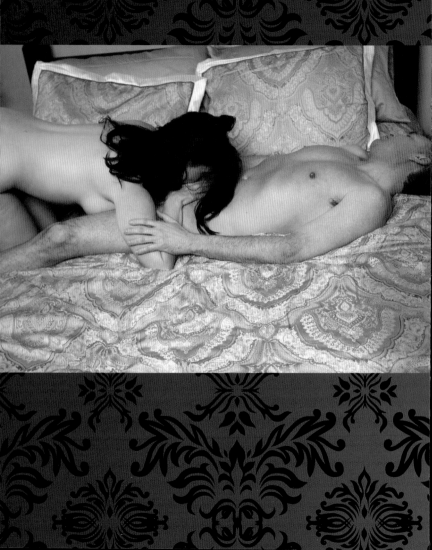

original

오리지널은 남자를 위한 오럴 섹스 체위의 '기본'으로 아마도 남자가 받기 좋아하는 오럴 섹스 중 하나일 것이다. 이 체위는 남자로 하여금 편히 누워 쾌감을 맛볼 수 있게 하며, 여자가 하기에도 그렇게 어렵지 않다.

어떻게 하나 남자는 등을 베개로 받치거나 아니면 그냥 곧게 눕고, 여자는 오럴 섹스를 하기 위해 무릎을 꿇는다. 남자는 다리를 충분히 벌려 여자가 사이에 들어갈 수 있게 하고 여자는 자신의 체중을 지탱하기 위해 무릎을 꿇거나 엎드린다.

어디서 할까 오리지널은 침대를 비롯해 소파, 바닥 그리고 차 안에서도 가능하다! 이 체위는 남녀 모두의 상황에 맞춰 자유자재로 변형이 가능한 오럴 섹스 체위다. 누울 만한 장소가 있다면 어디서든 주저 말고 하라!

필요한 도구 남자가 오럴 섹스 장면을 볼 수 있도록 남자의 상체를 받쳐줄 베개가 있으면 좋을 것이다.

난이도 ★☆☆☆☆

여자 만족도 ★☆☆☆☆ 여자는 오리지널이 쉽고 남자가 즐거워하므로 이 체위를 좋아한다. 아마 이것이 여자가 처음으로 배우게 되는 오럴 섹스 체위일 것이다!

남자 만족도 ★★★★★ 남자는 오리지널이 믿고 할만 하기 때문에 좋아한다. 아마 가장 처음 받아본 오럴 섹스가 이런 방식이었을 것이므로 당연히 이에 대해 좋은 기억을 가지고 있을 것이다! 오럴 섹스를 받는 동안 편하게 누워 있으면 되고, 등에 무언가를 받쳐두면 오럴 섹스 장면을 볼 수도 있다. 쉽지만 굉장히, 굉장히 효과적이다!

더 뜨겁게… 여자가 순종적인 역할로 이 체위를 해보라. 여자가 남자를 '시중드는' 섹스 게임에 오리지널을 섞어서 한다면 매우 재미있을 것이다! 아니면 그냥 이 오래됐지만 좋은 체위가 남녀 모두에게 선사하는 편안함을 한껏 즐겨도 좋다.

얼추 69
almost 69

이 체위에서 남자는 69 체위와 똑같은 자세로 오럴 섹스를 받는다. 다만 남자는 받기만 하면 된다. 매우 자극적이다!

어떻게 하나 남녀가 각각 옆으로 눕되, 69 체위를 하듯이 서로의 발을 바라보며 눕는다. 여자는 남자에게 오럴 섹스를 해주고, 남자는 여자에게 오럴 섹스를 해줄 수 있는 자세에 있지만 하지 않는다. 남자는 그저 편안히 여자가 해주는 것을 즐기기만 하면 된다!

어디서 할까 얼추 69 체위는 다양한 장소, 특히 차 뒷좌석처럼 좁은 장소에서 할 수 있다. 남녀 모두 옆으로 눕기 때문에 공간이 그렇게 많이 필요하지 않다. 상상력을 발휘해보라!

필요한 도구 없음

난이도 ★★★★

여자 만족도 ★★★★ 여자는 이 체위가 편하긴 하지만 남자도 동시에 오럴 섹스를 해주어 일반적인 69 체위가 되기를 바랄지도 모른다!

남자 만족도 ★★★★★ 남자는 일반적인 69 체위도 즐기지만 얼추 69 체위에서는 오럴 섹스를 해주는 것과 받는 것에 집중을 분산시키지 않고 자신의 쾌락에만 몰입할 수 있기 때문에 이 체위가 남자에게는 뜻밖의 선물과도 같다.

더 뜨겁게… 남자가 이 체위에서 여자를 더 만족시키고 싶다면 손가락을 이용해 여자의 클리토리스와 G 스폿을 자극하거나, 여자가 항문 애무를 좋아한다면 항문을 자극해주어도 좋다.

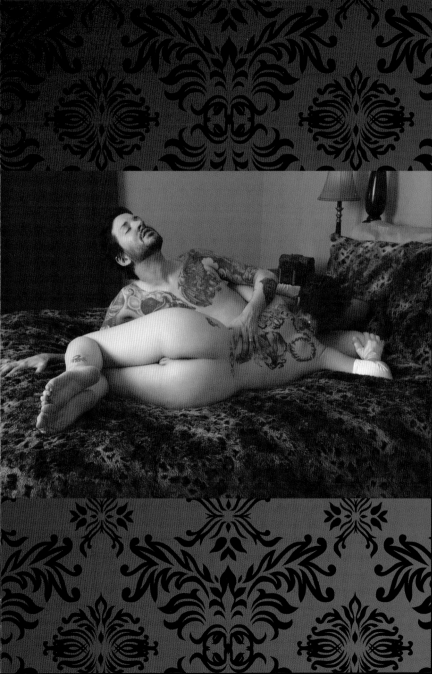

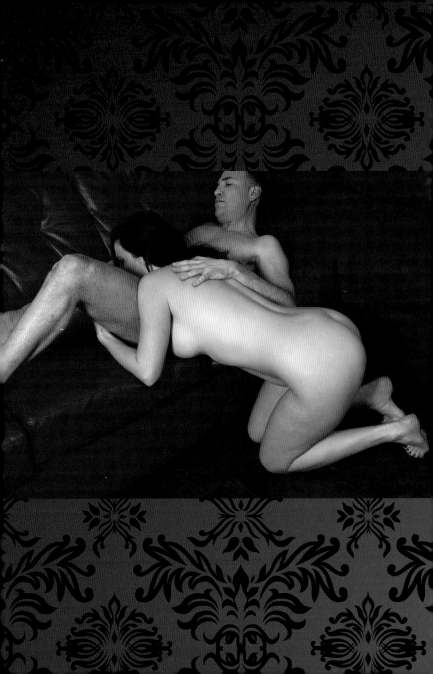

오럴 섹스 테라피 blowjob therapy

남자에게 제일 좋은 오럴 섹스 체위 중 하나일 오럴 섹스 테라피에서 남자는 매우 편안하게 가만히 누워 오럴 섹스를 즐길 수 있다.

어떻게 하나   남자는 소파 또는 침대 가장자리에 편안하게 눕는다. 여자는 남자 성기 부근에 무릎을 꿇고 오럴 섹스를 위해 소파나 침대 쪽으로 몸을 기울인다. 이 체위는 상당히 쉬우며 서서 하는 오럴 섹스 체위보다 남자의 오르가슴에 훨씬 더 도움이 된다. 서서 하게 되면 남자가 무릎에 힘이 빠질 경우 뒤로 넘어지지 않도록 정신을 집중해야 하므로 사정까지 하기가 어렵기 때문이다.

어디서 할까   이 체위는 소파나 수영장의 썬 베드 또는 낮은 침대의 가장자리에서 하기에 딱 좋다.

필요한 도구   여자 무릎에 베개를 받치면 여자가 더 잘 즐길 수 있을 것이다.

난이도   ☆★★★★

여자 만족도   ☆★★★★   이 체위는 여자에게 상당히 편하며 목에 쥐가 날 확률을 다소 줄여준다. 목에 쥐가 나면 입으로 애무하는 데 큰 문제가 된다.

남자 만족도   ☆☆☆☆★   남자가 오럴 섹스 테라피에서 좋아하지 않을 것이 있을까? 그냥 누워서 눈을 감고 쾌감에만 집중하면 된다. 아니면 베개에 머리를 받치고 오럴 섹스 장면을 구경할 수도 있다.

더 뜨겁게…   여자들이여, 이 체위로 남자에게 오럴 섹스를 해주는 동안 손을 아래로 뻗어 자기 몸을 애무하면 남자가 좋아할 것이다. 남자는 당신이 정확히 무엇을 하는지 볼 수는 없을 테지만, 당신이 오럴 섹스 도중 너무 흥분된 나머지 스스로를 애무하지 않고는 못 견딘다는 사실만으로도 오르가슴을 느낄 것이다! 남자가 새로운 것을 시도할 의향이 있는 경우라면 이 체위는 약간의 전립선 자극으로 남자를 아주 강렬한 오르가슴에 도달하게 할 수 있는 훌륭한 체위다!

깊은 목구멍
deep throat

깊은 목구멍은 오럴 섹스 중 가장 깊은 구강 삽입이 가능하기 때문에 남자들이 분명히 좋아할 체위다!

어떻게 하나 여자는 머리가 침대 가장자리에 걸쳐지게끔 침대 위에 눕고 시선은 천장을 향한다. 그러면 남자는 여자 입에 페니스를 삽입할 수 있도록 무릎과 몸을 굽히고, 움직임을 조절하기 위해 팔로 침대를 짚어 체중을 지탱한다. 이 체위에서는 여자의 목구멍이 넓어져서 남자가 깊게 삽입할 수 있고, 또 여자의 구토반사 억제에 도움이 된다.

어디서 할까 침대가 최고의 장소다!

필요한 도구 없음

난이도 ★☆☆☆☆

여자 만족도 ★☆☆☆☆ 복종하길 좋아한다면 깊은 목구멍은 여자가 좋아하는 오럴 섹스 중 하나일 것이다. 그러나 오럴 섹스 도중 주도권을 좀 더 가지는 것을 선호한다면, 남자가 피스톤 운동의 속도와 깊이에 대한 주도권을 전부 가진다는 사실이 마음에 들지 않을 것이다.

남자 만족도 ★★★★★ 남자는 이 체위를 굉장히 좋아한다. 이 체위는 구강 삽입이 가장 깊게 되어 페니스의 기둥부터 귀두까지 전부 입으로 자극받을 수 있다. 단, 피스톤 운동의 깊이와 속도에 신경을 써야 한다.

경고 이 체위에서는 안전 제스처를 정해 두는 게 좋을 것이다. 그래서 남자가 여자를 아프게 하거나 어떤 식으로든 불편하게 한다면 여자가 그것을 쉽고 빠르게 알릴 수 있어야 한다.

더 뜨겁게… 여자는 손을 아래로 뻗어 손이나 섹스 토이를 이용하여 클리토리스를 자극할 수 있다. 남자는 여자가 너무 흥분해서 스스로를 애무한다고 생각하면 좋다. 또 자신이 여자의 입에 삽입하는 것과 여자가 오르가슴에 도달하기 위해 스스로를 자극하는 모습을 둘 다 볼 수 있어서 좋다.

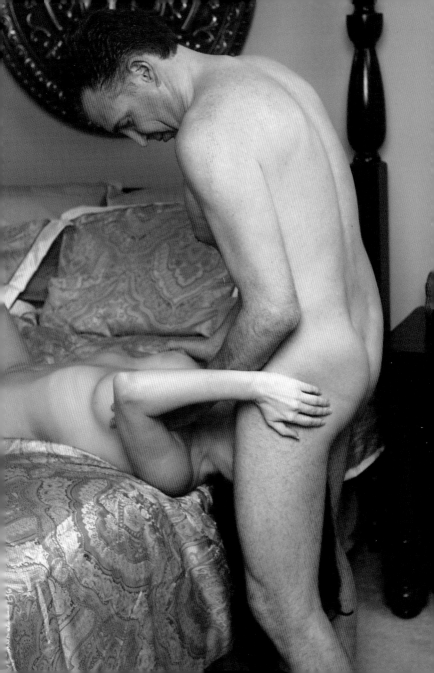

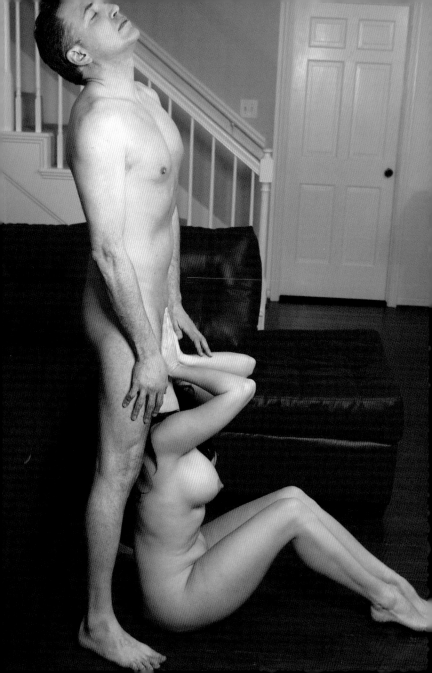

아래로 쓰다듬기 downward stroke

이 체위는 재미있고 자극적인 체위로, 입과 손을 함께 사용하며 남녀 모두에게 편하다. 반드시 해봐야 한다!

어떻게 하나 남자는 여자가 다리 사이에 들어가 오럴 섹스를 할 수 있도록 두 발을 어깨 넓이보다 약간 넓게 벌린 채 선다. 여자는 남자 앞에서 등을 돌리고 바닥에 앉아 머리와 입이 구강 삽입하기 좋은 위치에 가도록 몸을 뒤로 젖힌다. 손으로 남자의 페니스를 입으로 가져가서 귀두를 빠는 동시에 페니스의 뿌리 부분도 손으로 쓰다듬는다. 남자도 무릎을 구부림으로써 몸을 위아래로 움직일 수 있다.

어디서 할까 이 체위는 남자가 속옷만 벗으면 되기 때문에 바쁠 때 편하게 할 수 있다. 따라서 이 체위는 친구 집에서 파티 도중 화장실이나 작은 방에서 빠르게 오럴 섹스를 해야 할 때 쓰면 그만이다. 물론 집에서 하기에도 좋으며 벌거벗고 해도 재미있다.

필요한 도구 없음

난이도 ★★★★

여자 만족도 ★★★★ 이 체위는 여자가 터득하기 쉽긴 해도 목 근육에 쥐가 난다.

남자 만족도 ★★★★★ 이 체위에서 남자는 여자의 입과 손으로 동시에 자극받을 수 있는 걸 좋아한다! 이것은 오럴 섹스만으로는 오르가슴에 도달하지 못하는 남자들에게 아주 훌륭한 체위다. 더 강한 자극이 가해져 더 쉽고 빠르게 절정에 이를 수 있기 때문이다.

> **더 뜨겁게…** 여자는 한쪽 손 또는 섹스 토이를 이용해 자신의 클리토리스를 애무해도 좋다. 이렇게 하면 남자는 여자가 오럴 섹스를 하는 동안 기막힌 쇼를 즐길 수 있다!

남자를 위한 얼굴에 올라타기 **face straddle for him**

이 체위는 여자가 오럴 섹스를 하면서 복종하는 원시적이고 섹시한 방법이다. 남자는 매우 쾌락적인 이 체위를 좋아한다!

어떻게 하나 남자는 네 발로 기는 자세를 취하고, 여자는 머리를 남자 엉덩이 아래에 놓고 반듯이 누워 무릎을 구부리고 발은 머리와 평행이 되게 놓는다. 이 자세에서 남자가 몸을 아래로 약간 숙여 여자의 입과 목구멍에 페니스를 삽입할 수 있다. 여자는 남자의 엉덩이를 잡고 자기 자신을 남자 쪽으로 끌어올리거나 남자를 자기 쪽으로 잡아당길 수 있다.

어디서 할까 이 체위에서 필요한 공간의 크기 때문에 침대에서 하는 것이 훨씬 편하다. 소파나 바닥에서도 가능하긴 하지만 침대만큼 편하지는 않다.

필요한 도구 여자는 머리에 베개를 받치면 편할 뿐 아니라 머리와 목이 약간 들어올려져 큰 무리 없이 남자의 성기에 닿을 수 있다.

난이도 ★★★★★

여자 만족도 ★★★★★ 남자가 오럴 섹스에서 피스톤 운동의 주도권을 가지는 것을 여자가 좋아한다면 이 체위를 여자가 좋아하겠지만, 그렇지 않다면 여자는 이 체위를 그다지 좋아하지 않을 것이다. 남자의 피스톤 운동이 너무 빠르거나 너무 세면 여자는 불편하거나 고통스럽거나 숨 쉬기 어려울 수 있다.

경고 이 체위를 할 때는 안전 제스처를 정해 두는 것이 좋다. 그래서 남자가 여자를 불편하게 하거나 숨 쉬기 어렵게 해서 멈춰야 할 때 여자가 그것을 빠르고 쉽게 알릴 수 있도록 해야 한다.

남자 만족도 ★★★★★ 이 체위에서는 여자가 복종적이고 남자가 피스톤 운동에 대한 주도권을 가지기 때문에 남자는 이 체위를 즐긴다. 또한 네 발로 기는 자세를 취하는 것이 매우 원시적으로 느껴져서 좋다.

> **더 뜨겁게…** 남자가 전립선 자극을 즐기거나 최소 항문 애무라도 즐긴다면 여자는 쉽게 손을 뻗을 수 있어 손으로 남자를 만족시킬 수 있다.

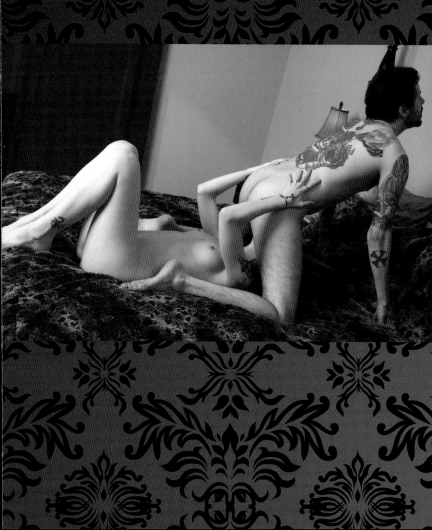

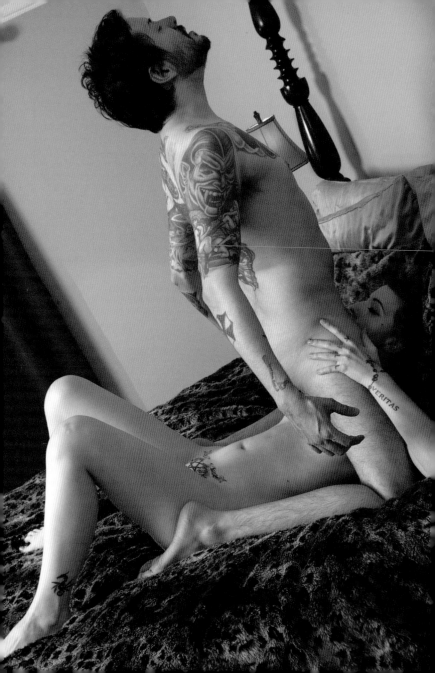

얼굴에 들이밀기 face thrust

남자가 주도권을 잡는 것을 좋아한다면 얼굴에 들이밀기는 남자를 극도로 흥분시키는 체위다. 그러나 일부 여성들은 이 체위를 불쾌하게 느낄 수 있다.

어떻게 하나 여자는 베개를 베고 반듯하게 눕는다. 남자는 여자의 가슴 양쪽으로 다리를 벌려 무릎을 꿇고 성기를 여자의 얼굴 가까이 가져간다. 여자의 입에 성기를 넣고 왔다 갔다 하기 용이하도록 여자의 머리를 잡아도 좋다. 이 체위에서 여자가 하는 일은 거의 없다.

어디서 할까 확실히 이 체위를 하기 가장 편한 장소는 침대다. 하지만 여자의 머리를 받쳐줄 만한 것이 있다면 소파나 바닥에서도 할 수 있다.

필요한 도구 여자의 머리와 목을 받쳐주고 삽입하기 편할 만큼 충분히 머리를 높여줄 만한 베개 한두 개가 필요하다.

난이도 ★☆☆☆☆

여자 만족도 ★☆☆☆☆ 이 체위는 목에 경련이 오기 쉽고 남자가 모든 주도권을 갖고 있기 때문에 여자는 삽입의 속도와 깊이를 결정할 수 없다. 이에 구토 증상과 호흡 곤란이 쉽게 일어날 수 있다.

경고 남자가 너무 과격해졌다거나 여자가 어떤 식으로든 불편하다는 것을 남자에게 알릴 때 사용할 수 있는 안전 제스처를 만드는 것이 좋다. 여자가 이 안전 제스처를 사용하면 모든 행위를 바로 멈추도록 서로 동의해야 한다.

남자 만족도 ★★★★★ 대부분의 남자들은 실제로 자주는 못하지만 구강 섹스를 할 때 주도권을 잡는 것을 좋아한다.

더 뜨겁게… 여자의 양손은 자유로우므로 여자는 손을 이용해서 남자의 등 아랫부분과 엉덩이를 애무할 수 있다. 만약 남자가 항문 애무를 좋아한다면 여자는 손가락을 이용해서 항문 부위를 부드럽게 만지거나 전립선 마사지를 해줘도 좋다. 단, 하기 전에 윤활유를 많이 바를 것!

물구나무서기는 힘이 들지만 남자가 성공하기만 한다면 매우 재미있는 오럴 섹스 체위다.

어떻게 하나 남자는 바닥에서 물구나무서기를 하여 다리를 허공으로 쭉 뻗는다. 여자는 남자 앞에서 무릎을 꿇고 오럴 섹스를 할 수 있도록 남자의 성기를 마주본다.

어디서 할까 물구나무서기는 반드시 안전하게 집에서 해야 하는 체위다. 분명 넘어질 가능성이 있기 때문이다! 침대나 다른 부드러운 표면에서는 몸을 지탱할 수 없기 때문에 아무래도 바닥에서 해야 할 것이다.

필요한 도구 남자는 몸을 지지하기 위해 벽에 기대고 싶을 것이고, 여자는 무릎에 베개를 받치면 더 편할 것이다.

난이도 ★★★★

여자 만족도 ★★★★ 괴상한 자세를 취해야 하는 사람이 여자가 아니라 남자라는 사실이 여자는 좋을 것이다. 보통은 그 반대이기 때문이다!

남자 만족도 ★★★★★ 이 체위를 성공하기만 한다면 남자는 상당한 재미를 볼 수 있다. 머리로 흘러드는 피가 남자를 더 기분 좋게 만들 수도 있겠지만, 반면 피가 계속 거꾸로 흐르는 상태로 직립 자세를 유지하기가 어려울 수 있다. 또한 페니스의 각도가 다소 부자연스러워서 반드시 여자는 부드럽고 너무 빠르지 않게 오럴 섹스를 해야 한다.

더 뜨겁게··· 물구나무서기에 무언가 재미를 더해야 하지 않을까 하고 걱정하지 말라. 이 체위는 당신이 실제로 할 수만 있다면 그 자체로 매우 자극적이다!

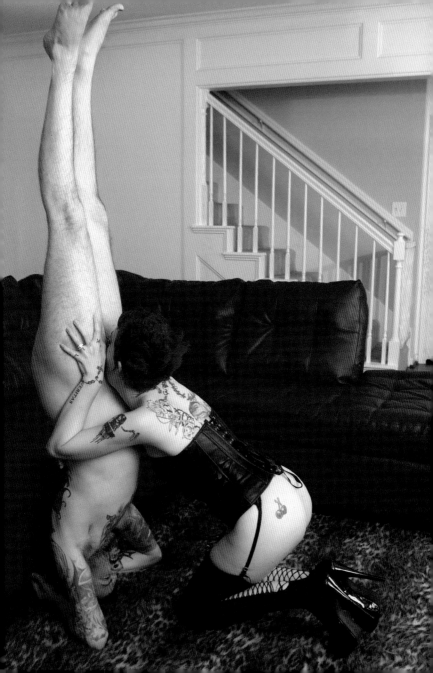

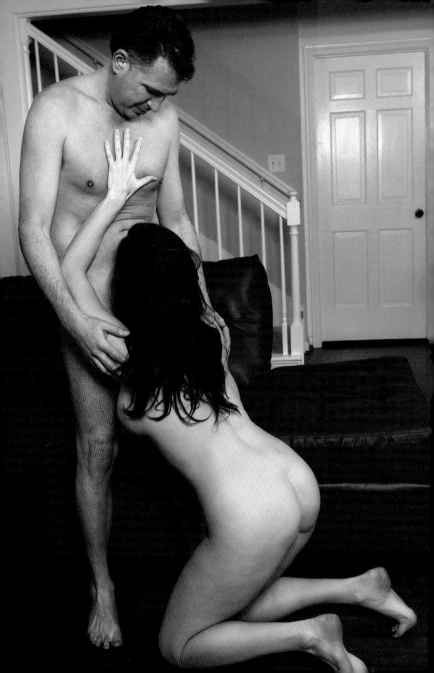

무릎 꿇고 오럴 섹스 kneeling blowjob

이 체위는 아마도 남자를 위한 오럴 섹스 체위 중 가장 대중적인 체위일 것이며, 단연 남자가 가장 좋아하는 체위 중 하나다. 남자는 시선을 아래로 하여 여자가 오럴 섹스 하는 모습을 볼 수 있어 좋다. 다만, 여자가 오럴 섹스를 너무 잘하면 남자는 다리가 풀릴지도 모른다! 가까운 곳에 의자를 준비해두라!

어떻게 하나 이 체위는 남자를 위한 오럴 섹스 중 가장 일반적인 체위다. 매우 효과적이며 남자는 이런 방식으로 오럴 섹스를 받으면 자기가 지배하고 있다는 느낌이 강하게 들 것이다. 이 체위에서 남자는 서 있고 여자는 오럴 섹스를 하기 위해 남자 앞에 무릎을 꿇는다. 매우 간단하면서도 효과적인 오럴 섹스 체위지만, 일부 남자들은 서 있는 자세가 편하지 않아 이 체위에서 오르가슴을 잘 느끼지 못한다. 여자들이여, 당신이 오럴 섹스를 너무 잘해서 남자의 다리가 풀리면 마무리는 앉아서 해야 할 수도 있다!

어디서 할까 남자가 서 있을 수 있는 곳 어디서든지 이 체위를 할 수 있다.

필요한 도구 여자의 무릎 밑에 베개 또는 담요를 깔아두면 여자가 매우 고마워할 것이다.

난이도 🏛★★★★

여자 만족도 🏛★★★★ 이 체위는 여자가 오럴 섹스를 할 때 목에 경련이 일어날 가능성은 적지만, 무릎을 꿇고 오랜 시간 있어야 해서 불편할 수 있다.

남자 만족도 🏛🏛🏛🏛🏛 이 체위는 마치 여자가 남자에게 복종이라도 하는 것처럼 여기게 되고 남자는 자기가 매우 남자답다는 느낌을 받아서 이 방식으로 오럴 섹스 받는 것을 좋아한다. 남자는 여자가 오럴 섹스 하는 모습을 내려다보는 것과 여자가 일을 마친 후 위를 올려다볼 때 서로 눈을 맞추는 것에서 즐거움을 얻을 것이다.

> **더 뜨겁게…** 이것은 '급하게 하는 오럴 섹스'로 탁월한 체위다. 남자는 거의 언제 어디서든 속옷을 벗을 수 있고, 사생활이 충분히 보호되는 곳이라면 여자는 빠르게 오럴 섹스를 할 수 있다. 이 체위는 당신이 상상력을 발휘한다면 굉장히 음란해질 수 있는 표준적인 오럴 섹스 체위다!

까꿍 놀이
peek-a-boo

재미있는 방식의 남자를 위한 오럴 섹스인 까꿍 놀이는 당신이 조금은 다르지만 너무 색다르지 않은 무언가를 원할 때 시도하기 좋은 체위다.

어떻게 하나 남자는 침대에 옆으로 눕고 여자는 남자와 수직으로 눕되, 몸의 대부분이 남자 뒤쪽에 놓이도록 한다. 남자가 다리를 살짝 벌리면 여자는 뒤쪽에서 머리를 남자의 성기로 가져가 허벅지 안쪽에 기대는 것이다.

어디서 할까 까꿍 놀이 체위에서 필요한 공간상 침대나 바닥이 가장 좋은 장소다. 그중 침대가 남녀 모두에게 훨씬 더 편할 것이다!

필요한 도구 남자 머리를 지지할 베개 몇 개가 있다면 남자가 더 편하게 할 수 있을 것이다.

난이도 ★☆☆☆☆

여자 만족도 ★☆☆☆☆ 까꿍 놀이는 여자가 하기 편하며 목 경련 예방에 도움이 된다. 이것은 여자가 오럴 섹스를 상당 시간 지속할 수 있다는 부분에서 큰 이점이 있다. 또 여자는 이 체위에서 부분적으로 주도권을 가지는데, 남자가 손으로 여자 머리를 잡지 않는 경우에는 삽입의 깊이와 속도에 대한 주도권을 완전히 가지게 된다.

남자 만족도 ★★★★☆ 까꿍 놀이는 남자가 원한다면 여자의 머리를 잡고 피스톤 운동을 할 수도 있고, 아니면 그냥 누워서 쾌감을 즐길 수도 있기 때문에 남자가 즐기는 체위다! 남자는 자신의 다리 사이로 엿보이는 여자의 머리를 내려다보는 것을 아주 즐긴다.

> **더 뜨겁게…** 까꿍 놀이 체위에서 여자는 손이 자유롭기 때문에 남자의 항문을 자극하거나(남자가 좋아한다면), 아니면 손가락이나 섹스 토이로 자기 자신을 자극하여 스스로도 쾌감을 맛볼 수 있다.

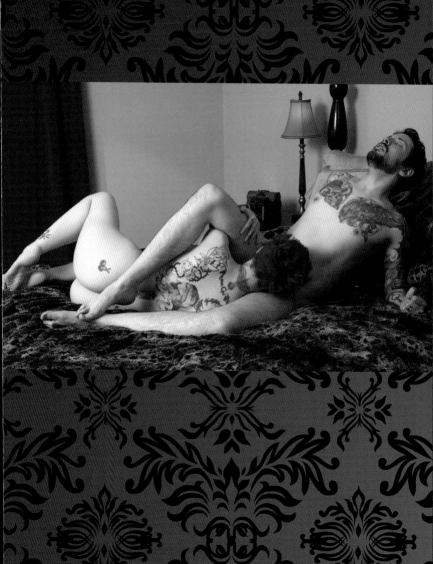

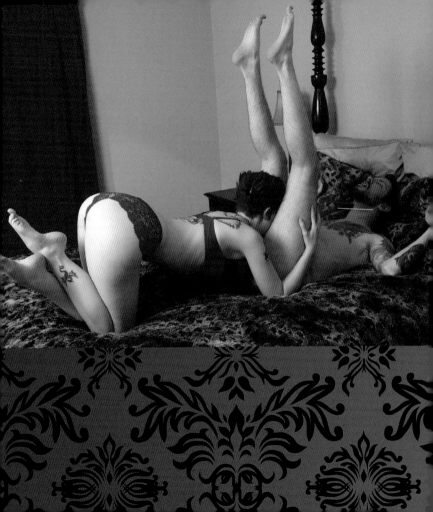

이 체위는 여자가 남자의 아랫도리에 완벽히 접근할 수 있으며, 남자는 강한 무력감을 느끼게 될 것이다.

어떻게 하나 남자는 반듯하게 누워 종아리와 무릎을 자신의 가슴에 최대한 가까이 가져간다. 일반적으로는 다리를 쭉 펴야 하지만 그게 어렵다면 무릎을 약간 구부려도 괜찮다. 다리를 지탱하는 데 도움이 되도록 허벅지 뒤를 잡을 수 있다. 그런 다음 여자가 무릎을 꿇고 오럴 섹스를 한다.

어디서 할까 침대나 바닥처럼 넓은 곳이 이 체위를 하기에 가장 좋은데, 아무래도 가장 편한 장소는 침대일 것이다.

난이도 ★★★★★

여자 만족도 ★★★★★ 여자는 이 체위를 좋아하는데, 남자는 무력감을 느끼고 여자가 주도권을 모두 쥐는 기회를 가지게 됨으로써 형세가 뒤집어지기 때문이다.

남자 만족도 ★★★★★ 남자가 항문 부위의 노출을 편하게 여기지 않는다면 이 체위를 그리 좋아하지 않을 것이다. 그러나 스스로에게 자신감이 있는 남성들에게 이 체위는 반드시 해봐야 할 체위다! 굉장히 자극적이다!

더 뜨겁게 여자가 오럴 섹스 도중 전립선 마사지를 해주거나 심지어는 항문을 핥아주는 것을 남자가 좋아한다면, 이 체위는 그렇게 하기 더없이 좋은 체위다!

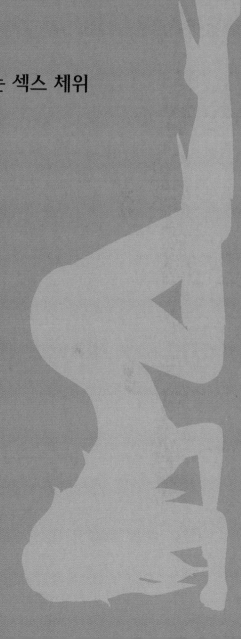

제5장 앉아서 하는 섹스 체위

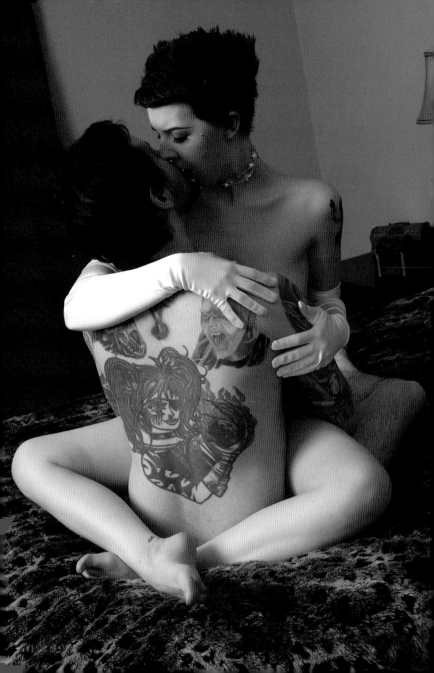

로터스 lotus

당신의 파트너와 최고의 육체적 관계를 경험하고 싶다면 로터스가 탁월한 선택이다.

어떻게 하나 남녀가 서로를 마주본 채 가부좌 자세로 앉되, 실제로 여자는 연인의 무릎에 앉아 두 다리로 남자의 엉덩이를 감싸서 남자의 골반과 자신의 골반이 맞닿게 한다. 일단 그렇게 자세를 취해도 피스톤 운동을 하기에는 어려움을 느낀다. 이 체위에서의 섹스는 피스톤 운동을 한다기보다는 '흔드는' 것이다. 이것이 로터스가 성공하긴 그리 어렵지 않지만 매우 독특한 섹스 체위 중 하나인 이유다!

어디서 할까 바닥을 비롯한 침대, 큰 안락의자 또는 충분한 공간이 있는 장소 어디서든 로터스를 시도해보라.

필요한 도구 바닥에서 이 체위를 할 때는 카펫에 쓸리는 것을 방지하기 위해 부드러운 담요나 커다란 베개가 필요하다.

난이도 ★★★☆☆

여자 만족도 ★★★★★ 여자들은 로터스 체위를 좋아한다! 여자가 원하는 육체적이고 정신적인 친밀감을 더 많이 느낄 수 있을 뿐 아니라 흔들기와 골반 찧기가 여자의 클리토리스와 G 스폿 자극에 아주 좋기 때문이다. 이 체위는 틀림없이 여자가 오르가슴을 느낄 수 있는 체위다!

남자 만족도 ★★★★☆ 섬세한 타입의 남자라면 그 역시 이 체위에서 얻을 수 있는 감정적 연결을 좋아할 것이다. 남자들은 일반적으로 상대가 좋아하는 것은 모두 좋아한다. 여자가 스스로 즐기고 있다는 사실이 흥분되기 때문이다. 다만 이 체위의 흔드는 동작이 페니스에 조금은 다른 방식으로 압력을 가하기 때문에 남자는 이 체위가 이색적이라고 느끼며 더 큰 만족감을 맛볼 수 있다.

> **더 뜨겁게…** 믿을 수 없을 정도로 친밀감 있는 이 체위를 시작하기 전에 남자가 여자에게 오럴 섹스를 해주는 게 어떨까. 여자는 남자 위에서 말 그대로 폭발할 것이다!

어시스티드 로터스
assisted lotus

로터스 체위가 어렵게 느껴지지만 여전히 얼굴을 마주보는 친밀감을 원한다면 어시스티드 로터스를 시도해보라. 더 쉬우면서 쾌락의 정도는 비슷하다.

어떻게 하나 남자는 의자에 앉아 발을 바닥에 내려놓는다. 여자는 남자를 마주본 채 다리를 벌려 남자의 무릎 위에 앉고 의자 양쪽에 다리를 기댄다. 더 안정적인 자세를 위해 피스톤 운동을 하는 동안 여자는 남자의 몸통을 팔로 감싸 안을 수 있다.

어디서 할까 이 체위는 집에 단 둘만 있을 때 다이닝 룸에서 하기 아주 좋다. 또 팔걸이가 없는 의자를 발견하면 언제든 할 수 있다. 섹스의 더 음란한 단계로 들어가길 원하지 않을 때 빠르게 하기 좋은 체위다.

필요한 도구 다이닝 룸 의자 또는 팔걸이가 없는 다른 의자를 이용할 수 있다.

난이도 ★★★★★

여자 만족도 ★★★★★ 이 체위에서 여자가 좋아하지 않을 부분은 없다. 얼굴을 바라보는 친밀감이 좋고, 침대가 아닌 의자에서 하니 편해서 좋고, 클리토리스가 자극되어 좋다. 이 체위는 여자가 절정에 도달하는 데 필요한 감정적이고 육체적인 자극을 주기 때문에 오르가슴을 느끼기 매우 쉽다.

남자 만족도 ★★★★★ 남자 역시 이 체위의 친밀감을 즐기며, 비록 다른 체위에서만큼 피스톤 운동을 잘 할 수는 없지만 이 체위의 흔들기와 빨기 동작이 상당히 만족스럽다. 자신은 빨리 오르가슴에 도달하지 않고 여자가 먼저 오르가슴에 도달하길 원하는 남자에게 적합한 체위다.

더 뜨겁게… 애무하라! 끊임없이 당신의 연인에게 키스하고 입으로 애무하라. 종종 잊어버리는 이 섹스 도구를 이용하면 이 체위가 더욱 뜨거워질 것이다! 다른 방식으로는 남자의 눈을 가리고 넥타이로 양손을 의자 뒤에 묶어보라. 남자의 나머지 모든 감각들이 깨어날 것이다!

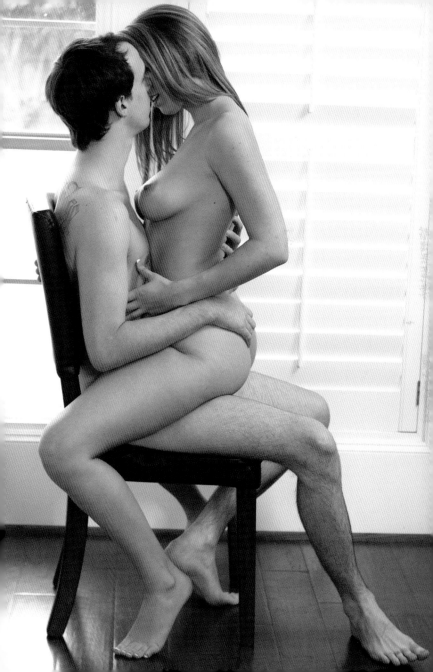

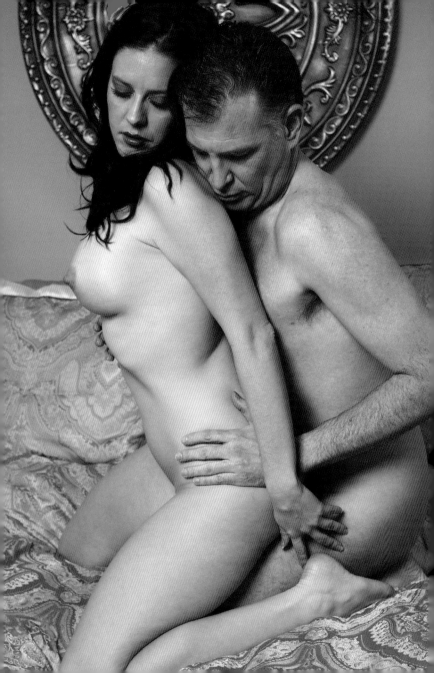

무릎 꿇고 포옹하기
kneeling embrace

무릎 꿇고 포옹하기 체위는 앉아서 하는 후배위와 여성 상위의 혼합형으로 달콤하고 관능적이며 남녀 모두 오르가슴을 느낄 수 있다.

어떻게 하나   무릎 꿇고 포옹하기에서 남자는 평평한 곳에 무릎을 꿇고 앉되, 무릎은 오므리거나 아주 살짝만 벌린다. 여자도 남자와 비슷한 방식으로 남자 무릎 위에 등을 지고 앉는다. 이때 무릎은 약간 벌려 남자가 여자 성기에 접근하기 좋게 한다.

어디서 할까   바닥에서도 할 수 있지만 그럴 경우 무릎에 무리가 간다. 편안하고 넓은 침대나 접힌 매트리스가 필요할 것이다. 야외의 부드러운 잔디밭에서 시도해봐도 재미있을 것이다!

필요한 도구   없음

난이도 ★★★★★

여자 만족도 ★★★★★ 연인의 페니스가 작다면 이 체위에서의 삽입은 다른 체위에서만큼 깊지 않을 것이다. 그러나 여자는 이 체위의 독특한 육체 관계와 남자가 손을 뻗어 여자의 가슴 또는 클리토리스를 애무할 수 있다는 점을 좋아할 것이다.

남자 만족도 ★★★★★ 다리가 서로 밀착되어 있기 때문에 페니스 전체가 자극을 받지는 못할 것이다. 따라서 남자는 무릎 꿇고 포옹하기를 좋아하지 않을지도 모른다. 그러나 여자가 골반을 돌리고 피스톤 운동을 하는 동안 여자의 등을 애무하고 키스하는 데서 즐거움을 맛볼 수 있을 것이다.

> **더 뜨겁게…**   여자의 오르가슴 가능성을 높이기 위해서 둘 중 한 명이 손을 뻗어 클리토리스를 자극할 수 있다. 매우 모험심이 강한 커플이라면 이 체위를 하면서 애널 섹스를 하고 싶어 할 수도 있다. 다른 애널 섹스 체위에서만큼 깊은 삽입은 되지 않기 때문에 애널 섹스를 처음 하는 여성들에게는 이게 더 나을 것이다.

랩 댄스
lap dance

랩 댄스는 재미있는 후배위 체위이며 실제 랩 댄스에 이어서 하기 좋다!

어떻게 하나 이 체위에서 남자는 침대 가장자리나 소파 또는 의자 같은 곳에 앉고 발은 바닥에 평평하게 내려놓는다. 여자는 등이 남자의 가슴을 향하도록 한 채 남자 위로 몸을 낮춘다. 그런대로 쉬운 것처럼 보이지만 이 체위에서 어려운 점은 여자의 발 위치(발을 몸 뒤로 접어 상대의 몸 양옆에 위치시킨다). 이 자세는 여자 몸이 아주 유연하지 않으면 힘들 수도 있다.

어디서 할까 소파나 침대 또는 의자가 랩 댄스를 하기에 가장 좋은 장소다. 그러나 유사시에는 남자가 발을 바닥에 내려놓고 앉을 수 있는 곳이라면 어디서든 해도 될 것이다.

필요한 도구 소파나 침대 또는 의자

난이도 ★★★★☆

여자 만족도 ★☆☆☆☆ 이 체위는 남자보다는 여자가 자세를 취하고 유지하기가 더 어렵다. 그리고 약간 불편할 수 있는데, 특히 피스톤 운동의 책임이 주로 여자한테 있기 때문이다. 이것이 이 체위의 힘든 부분으로, 여자가 정강이에 의지해 몸을 일으켜야 하는데 여자들 대부분이 섹스 도중 그렇게 하는 것에 익숙하지 않기 때문이다. 최고의 삽입이 가능하게끔 움직이는 법에 익숙해지기까지 다소 시간이 걸릴 수 있다.

남자 만족도 ★★★☆☆ 이 체위는 여자가 등을 돌린 채 남자 무릎 위에 앉아 있고, 남자는 자연스럽게 앉아 있기 때문에 남자에게 그렇게 불편한 체위는 아니다. 다만 거울 앞에서 섹스하는 게 아니라면 섹스 장면을 볼 수 없다.

> **더 뜨겁게…** 남자는 섹스 도중 손을 뻗어 여자의 가슴을 애무할 수 있고, 또 랩 댄스에서 거의 아무런 자극도 받지 못하는 클리토리스를 애무해줄 수 있다. 이렇게 하면 여자가 섹스를 더 즐길 수 있고 오르가슴 가능성도 높아진다.

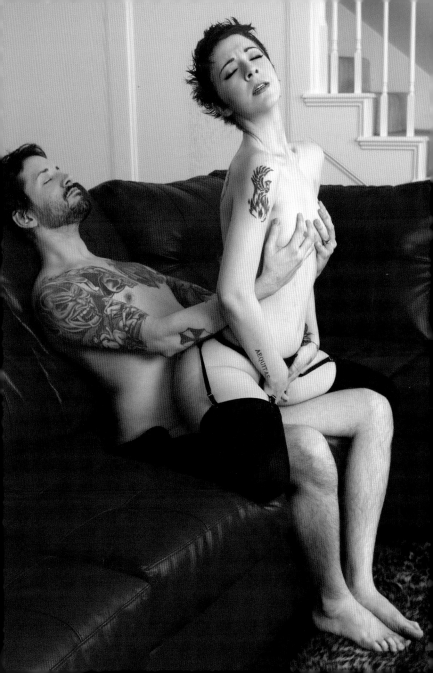

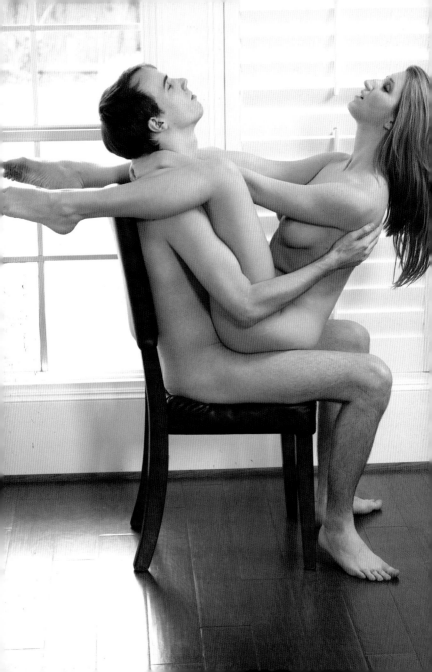

laptop

랩톱은 어시스티드 로터스(108페이지 참조)의 흥미로운 변형이며, 어려워 보이지만 실제로는 그렇지 않다. 반드시 해봐야 할 체위다!

어떻게 하나 남자는 발을 바닥에 평평하게 내려놓은 채 의자에 앉고, 여자는 남자를 마주보고 남자의 무릎 위에 앉는다. 이때 두 다리로 의자 양쪽을 감싸는 대신 남자의 어깨 위에 무릎을 걸치고 종아리와 발은 의자 뒤로 보낸다. 균형을 유지하기 위해 남자의 목을 붙잡을 수도 있지만 반드시 남자가 여자의 안정감에 도움이 되도록 여자의 허리를 잡고 있어야 한다.

어디서 할까 이 체위는 사무실이나 의자 하나와 기회만 있다면 어디서든 빠르게 할 수 있는 최고의 체위다!

필요한 도구 거의 모든 의자에서 가능하긴 하나 랩톱에서는 안락의자나 좋은 사무실 의자처럼 좀 더 편안한 의자를 사용해야 할 것이다.

난이도 ★★★★★

여자 만족도 ★★★★★ 랩톱 체위는 G 스폿을 완벽하게 자극하기 때문에 여자는 깊은 삽입감을 만끽할 수 있다. 일부 여성들은 오르가슴에 이르기 위해 이 체위가 주는 것보다 더 많은 오르가슴 자극이 필요할지도 모른다. 그렇긴 해도 이 체위는 여전히 훌륭하다.

남자 만족도 ★★★★★ 남자는 상대의 다리가 자신의 목을 감싸고 있는 느낌을 좋아하고 깊은 삽입감을 즐긴다. 랩톱은 남자 눈높이에 여자 가슴이 있기 때문에 '짐승남들'에게 더할 나위 없이 좋다!

더 뜨겁게… 남자는 이 체위에서 입술과 혀로 여자의 가슴을 애무하며 가슴에 철저히 몰입할 수 있다. 이는 여자가 훨씬 더 빨리 오르가슴에 이르는 데 도움이 될 것이다!

프레첼
pretzel

프레첼은 앉아서 하는 체위로 두 사람 사이에 친밀감을 형성하며, 얼굴을 서로 마주본 채 흔들고 문지른다.

어떻게 하나 프레첼을 시작하기에 앞서 남자는 평평한 곳에 앉아 몸 뒤쪽으로 짚은 양손에 체중을 의지하며 편히 쉰다. 그러면 여자는 남자 몸 양쪽으로 다리를 벌린 다음 남자의 페니스 위에 앉는다. 그런 다음 허벅지 뒤를 붙잡아 종아리를 들고 무릎을 약간 벌려 남자가 사이에 들어올 수 있게 한다. 그러면 남자도 몸을 세우고 앉아 여자와 마주본다. 이때 몸을 세우면서 다리를 여자의 다리 위로 걸어 여자의 몸을 감쌈으로써 '프레첼' 형태를 완성한다.

어디서 할까 프레첼 체위는 침대에서 하는 게 가장 좋다. 요령을 습득하고 잘 조절하기 어려운 체위여서 당신은 편하고 익숙한 당신의 침대를 원할 것이다.

필요한 도구 없음

난이도 ♕ ♕ ♕ ♕ ♕

여자 만족도 ♕ ★ ★ ★ ★ 여자는 프레첼의 얼굴을 마주보는 친밀감을 좋아하겠지만, 그게 전부다. 이 체위는 여자의 '특히 좋아하는 체위' 리스트에 들지 않을 것이다. 아마 이 체위를 하자고 제안하지도 않을 것이다. 남자가 이색적인 섹스를 너무 좋아하면 여자가 이 체위를 시도할지도 모르지만 삽입이 아주 깊게 이루어지지도, 여자가 오르가슴을 느낄 수 있도록 클리토리스가 충분히 자극되지도 않는다.

남자 만족도 ♕ ★ ★ ★ ★ 남자는 이 체위의 참신성을 좋아한다. 그러나 이 체위는 페니스가 조금 불편한 각도로 구부러지고 피스톤 운동이 꽤 힘들다. 대부분 흔들고 문지르는 식의 동작이다. 남자는 이 체위가 매우 이색적이어서 분명히 시도하고 싶어 할 테지만 자주 하지는 않게 될 것이다.

> **더 뜨겁게…** 더 뜨겁게 만들려고 하기보다는 프레첼 체위를 터득하는 것에 더 집중하라. 당신이 이 체위에 착수해서 실제로 몇 분 이상 섹스를 지속할 수 있다면 잘 하고 있는 것이다!

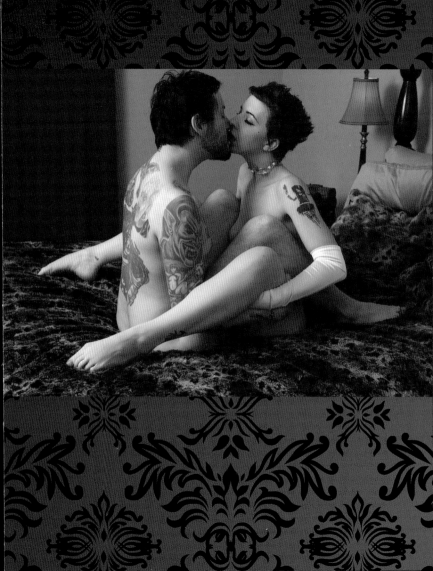

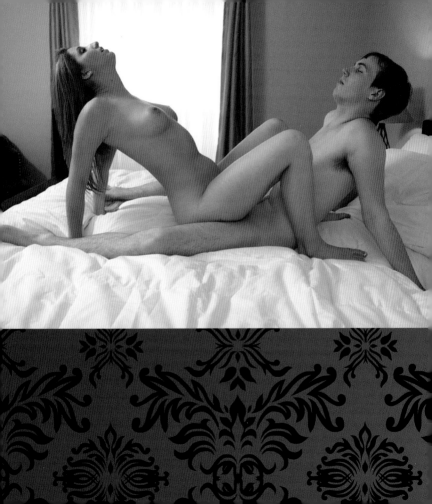

시소
see saw

시소로 친밀감을 표시하고 강렬한 오르가슴에 도달하라. 이 체위는 쉽고 두 사람 모두 매우 즐길 것이다!

어떻게 하나 남자는 바닥 또는 침대에 앉아 다리를 쭉 뻗고 몸 뒤쪽에 짚은 양팔에 체중을 지탱한다. 여자는 남자를 마주본 채 다리를 벌리고 양발이 연인의 엉덩이 양옆에 놓이도록 앉는다. 이때 삽입을 위해(그리고 남자의 볼거리를 위해!) 남자 무릎 위에서 다리를 활짝 벌리고, 양손으로 뒤쪽에 있는 남자의 발목이나 정강이를 잡아 체중을 지탱한다. 이 체위에서는 여자가 남자의 페니스 위에서 몸을 올렸다 내렸다 하면서 섹스의 대부분을 진행한다.

어디서 할까 침대가 시소를 하기 가장 편한 장소지만 넓고 오픈된 공간(바닥처럼) 어디든 상관없다.

필요한 도구 없음

난이도 ★☆☆☆☆

여자 만족도 ★★★☆☆ 시소가 정말로 효과적이려면 여자가 상대와 철저히 아무런 거리낌이 없어야 한다. 몸이 오픈되고 남자가 온몸 구석구석을 볼 수 있기 때문에 여자는 자기 자신에게도 스스럼없어야 한다. 자신감 있는 여자들은 이 체위를 좋아할 것이다. 연인에게 활짝 벌린 모습을 보는 기쁨을 줄 수 있기 때문이다. 또한 여자는 남녀가 같이 오르가슴을 느끼는 동안 남자의 눈을 바라보는 데서 오는 친밀감을 즐길 수 있을 것이다.

남자 만족도 ★★★★★ 남자는 시소에서 그냥 앉아서 편히 쉬며 위에서 여자가 문지르고 돌리고 피스톤 운동을 하는 모습을 지켜볼 수 있어서 이 체위를 아주 즐긴다. 여자의 다리가 활짝 벌려져 있어 모든 것을 볼 수 있으며, 그야말로 이러한 시각적 자극은 뜨거운 섹스 체위를 한 단계 더 높이기 위해 남자에게 필요한 것이다.

> **더 뜨겁게…** 이 체위는 여자가 남자에게 쇼를 더 많이 보여줄수록 더 좋아질 것이다!

제6장 서서 하는 섹스 체위

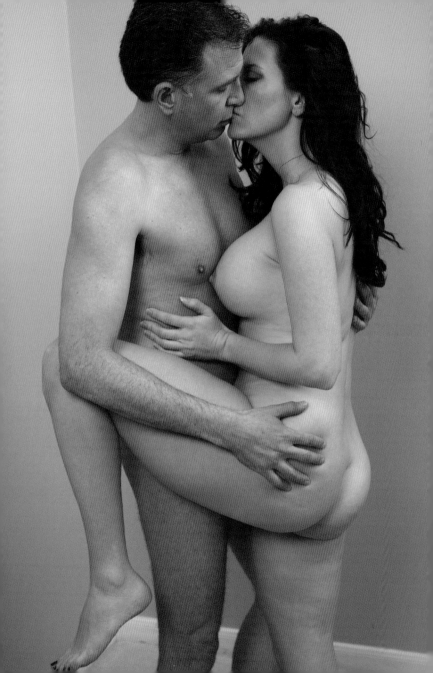

댄서
dancer

댄서 체위로 놀랄 만큼 뜨겁고 "지금 당장 당신이 필요해" 섹스를 경험해보자! 서서 하는 섹스 체위에 익숙하지 않다면 다소 마스터하기 어려울 수 있다. 그러나 위치 조절만 제대로 한다면 이 체위는 매우 자극적이면서 친밀감을 준다. 이 체위에서 모든 것을 주도하는 사람은 남자다!

어떻게 하나 두 사람이 서로를 마주보고 서서(일반적인 정상위 체위를 단지 수직으로 세운 상태) 여자는 한쪽 다리를 무릎이 90도가 되도록 들어올린다. 이렇게 하면 남자가 여자의 허벅지나 엉덩이를 지렛대 삼아 붙잡고 피스톤 운동하기가 더 쉬워진다. 이 체위는 아주 섹시한 체위인데, 종종 "나는 지금 당장 당신이 필요해" 체위라 여겨지기 때문이다. 흡사 두 사람 모두 섹스할 장소를 찾고, 옷을 벗고, 눕기를 원하지 않을 때 바로 지금 여기서 당장 하고 싶은 것이다!

어디서 할까 댄서는 서 있을 수 있는 모든 장소에서 가능하다!

필요한 도구 당신이 특별히 체력이 좋지 않거나 균형 감각이 뛰어나지 않을 경우, 벽이나 의자가 필요하다. 벽에 기대면 자세가 더 안정적이다.

난이도 ★★★☆☆

여자 만족도 ★★★☆☆ 서서 하는 섹스는 자극적이고 원시적이며, 남자가 지금 당장 여자를 원해서 더 이상 기다릴 수 없다는 것을 의미한다. 여자들은 남자가 자신을 원하고, 갈망하고, 욕구하는 것을 좋아한다. 남자가 여자를 몹시 원해서 침실로 데려갈 때까지 섹스를 참을 수 없는 것을 여자는 매우 좋아할 것이다.

남자 만족도 ★★★★☆ 남자도 마찬가지로 서서 하는 섹스를 좋아한다. 또 지배적이고 주도권을 가지는 느낌을 좋아한다. 이 체위에서 남자는 자신이 섹스를 완전히 주도하는 느낌, 또 자신이 남자답다는 느낌을 받게 된다.

> **더 뜨겁게…** 이 체위는 공공장소에서 하기 아주 좋은 섹스 체위다. 거의 어디서든 할 수 있기 때문이다. 빠르고, 외설적이며, 아주 뜨겁다. 남자들이여, 당신의 여자를 벽으로 밀어붙여라.

발레리나는 서서 하는 체위로 인기가 좋고, 몸이 아주 유연한 여성들을 위한 훌륭한 옵션이다! 단, 몸이 유연하지 않은 여성들에게는 이 체위가 어렵게 느껴질 것이다. 그러므로 다리를 이렇게까지 높이 들어 올릴 수 없다면 다른 체위를 고려해보거나, 발레리나를 편히 소화할 수 있을 때까지 스트레칭을 연습하라.

어떻게 하나 발레리나에서 두 사람은 서로를 마주보고 선다. 여자는 다리 한쪽을 위로 쭉 올려 연인의 어깨 위에 발목을 받친다. 그렇다, 이 체위를 하기 위해선 여자가 믿을 수 없을 만큼 유연해야 하는 것이다! 남자는 한 손으로는 여자의 다리를, 나머지 한 손으로는 엉덩이를 꽉 붙잡는다. 그리고 피스톤 운동 대부분의 책임은 남자에게 있다. 덜 유연한 여성들은 그냥 한쪽 다리로 연인의 허리를 감싸면 된다(댄서 체위).

어디서 할까 서서 하는 섹스 체위들은 좁은 공간에서 하기 아주 좋다. 파티 도중 옷장 안에서 급하게 할 수 있는 체위를 원하거나 집에서 아이들 모르게 하고 싶을 때 서서 하는 체위를 써보라.

필요한 도구 없음

난이도 ★★★★★

여자 만족도 ★★★★ 발레리나에서 여자는 다리를 편하게 뻗는 것과 직립 자세를 유지하는 것이 더 걱정돼서 오르가슴에 몰두하지 못할 것이다. 그러나 이 체위는 삽입이 충분히 깊어서 일단 하게 되면 G 스폿 자극과 상당한 오르가슴이 가능하다!

남자 만족도 ★★★★★ 남자는 여자의 다리가 이렇게 들리는 자세를 아주 좋아한다. 그리고 여자가 발레리나 체위를 할 수 있다면 남자는 이번 성생활이 끝내줄 것이라는 확신을 하게 될 것이다. 남자들은 더 이색적인 섹스 체위를 좋아하는 경향이 있다. 따라서 이 체위는 남자의 '이건 꼭 해보고 싶어' 리스트의 상위를 차지할 것이다.

> **더 뜨겁게…** 집 밖에서 발레리나를 시도해보라. 공중 화장실 칸에 슬쩍 들어가서 하거나(아무것도 만지지 말길!) 백화점 탈의실에서 해보라.

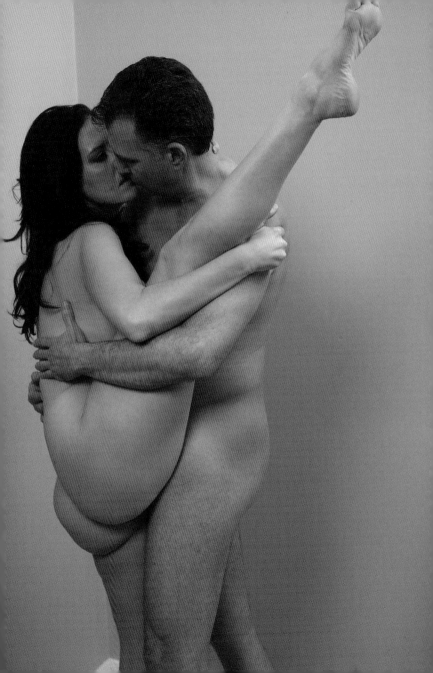

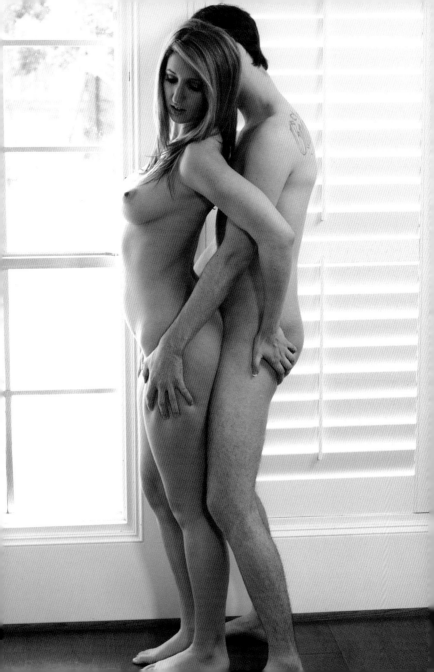

보디가드 bodyguard

보디가드는 매우 은밀하고 만족스러운 체위다. 남자는 여자 몸 구석구석을 만질 수 있고, 목에 키스할 수 있으며, 귀에다 말을 속삭일 수 있다!

어떻게 하나 보디가드는 습득하기 아주 어렵지는 않지만 피스톤 운동을 하면서 서 있는 게 조금은 어렵고 어색하다. 남녀 간의 키 차이 때문에 더 힘들어질 수 있어도 분명 불가능한 것은 아니다. 이 체위에서 여자는 등을 연인 가슴에 기댄 채 남자와 나란히 선다. 남자가 뒤에서 여자의 몸속에 삽입하고, 남녀 모두 피스톤 운동에 도움이 되도록 무릎을 약간 구부린다. 여자가 등을 아치 모양으로 만드는 것이 중요하며, 그렇지 않으면 남자의 페니스가 계속 미끄러져 빠질지도 모른다.

어디서 할까 샤워실, 옷장, 또는 서 있을 수 있는 다른 장소들 모두 좋은 선택이다.

필요한 도구 키 차이가 크게 난다면 발판(또는 계단)을 활용하라. 남녀 성기의 위치가 피스톤 운동이 편하게끔 맞춰질 것이다.

난이도 ★★★★★

여자 만족도 ★★★★★ 보디가드는 남자의 페니스가 길지 않다면 여자들이 좋아할 체위는 아니다. 페니스가 작은 남자 중 후배위를 하고 싶은 사람은 도기 스타일(187페이지 참조)이나 스탠딩 도기 스타일(135페이지 참조)을 쓰는 편이 더 낫다. 더 깊은 삽입이 가능하다. 남자가 양손을 여자 앞쪽으로 뻗어 여자의 가슴과 유두, 클리토리스를 애무함으로써 여자가 보디가드를 더 즐길 수 있게 할 수 있다.

남자 만족도 ★★★★★ 남자는 이 체위를 상당히 좋아하지만 이 체위는 거울 앞에서 하지 않으면 다소 활기가 없다.

더 뜨겁게… 이 체위는 특히 작은 샤워 부스가 있는 경우, 샤워실에서 하기 아주 좋은 체위다.

피스톤 piston

피스톤은 체력이 좋은 커플들에게 제격이며, 아주 색다르고 깊은 삽입이 가능하다. 반드시 해봐야 할 체위다!

어떻게 하나 남자가 등을 의자나 소파 쪽을 향한 채로 여자와 마주보고 선다. 여자를 페니스 쪽으로 들어 올리면 여자는 남자 뒤에 위치한 사물 표면에 발을 올리고 지렛대 삼아 피스톤 운동을 돕는다.

어디서 할까 피스톤은 여자가 발을 올려둘 수 있는 곳이 있으면 집 안 어디서든 가능하다.

필요한 도구 없음

난이도 ★★★★★

여자 만족도 ★★★☆☆ 피스톤은 여자 다리에 상당한 힘이 들어가지만 여기서 얻을 수 있는 모든 클리토리스 마찰을 생각해보면 그럴만한 가치가 있다. 피스톤 운동을 하는 만큼이나 많은 노력이 들어가서 오르가슴에 도달하는 데 몰입하기 어려울 수도 있지만 체력이 매우 좋다면 그것이 그리 방해되지 않을 것이고, 이 환상적인 체위가 주는 진정한 즐거움을 맛볼 수 있다.

남자 만족도 ★★★☆☆ 남자에게는 피스톤 체위가 꽤 고될 수 있지만 여자를 들어 올려 몸속 깊숙이 피스톤 운동하는 것을 좋아한다. 체력이 매우 좋다면 이 자세를 잠깐 동안은 유지할 수 있겠지만 남녀 모두 오르가슴을 느낄 만큼 오래는 아닐 것이다. 이 체위는 좀 더 편한 체위로 들어가기 전에 잠깐 동안 시도하면 재미있을 체위다.

> **더 뜨겁게…** 남녀 모두 체중을 지탱하고 동작을 완벽하게 취하는 데 여념이 없을 것이다. 그러므로 이 체위에 '양념'을 곁들이려 하기보다는 그 자체에 더 집중하라. 피스톤은 속속들이 아주 짜릿한 체위다!

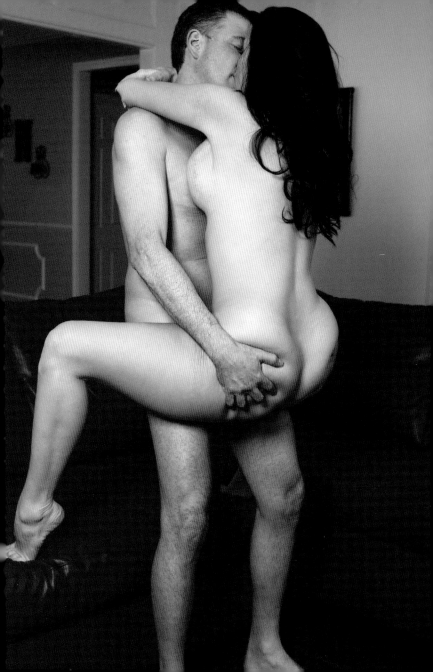

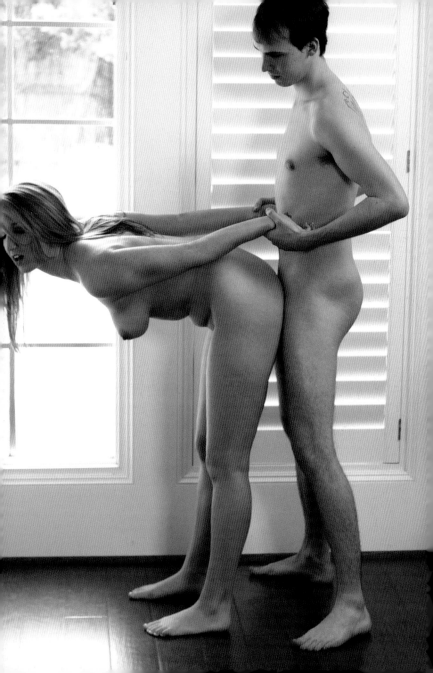

prison guard
교도관

교도관은 여자가 놀랍도록 복종적인 체위다. 뒤에서 질에 삽입하는 섹스와 애널 섹스 모두 가능하다.

어떻게 하나 교도관은 남녀 모두 서 있기 때문에 상당히 쉬운 체위다. 여자는 남자에게 등을 돌리고 서서 몸을 최대한 많이 숙인다. 그런 다음 남자가 붙잡고 피스톤 운동을 할 수 있도록 양손을 허리 뒤쪽으로 올려준다. 이 자세가 '수갑'을 채우는 것처럼 보인다고 해서 교도관이라는 이름이 붙었다.

어디서 할까 서서 하는 섹스 체위들은 장소적인 측면에 있어 굉장히 유연하다. 당신은 이 체위들을 거실 한복판에서, 욕실처럼 비좁은 방에서, 또는 심지어 옷장 안에서도 할 수 있다. 교도관은 서 있을 수 있는 거의 모든 곳에서 할 수 있다!

필요한 도구 없음

난이도 ★★★★

여자 만족도 ★★★☆☆ 여자가 복종하는 것을 즐긴다면 교도관을 매우 좋아할 것이다. 또 깊은 삽입이 주는 강렬한 느낌들을 많이 즐기는 경우에도 이 체위를 좋아할 것이다. 그러나 이 체위는 클리토리스 마찰이 전혀 되지 않아서 클리토리스 마찰이 잘 되어야만 오르가슴에 도달한다면 가장 좋아하는 체위가 되지는 않을 것이다.

남자 만족도 ★★★★★ 남자는 주도권을 완전히 쥘 수 있어서 이 체위를 매우 즐긴다! 여자는 남자에게 철저히 복종하고 남자는 자신의 손으로 여자의 손목을 잡아맬 수 있을 뿐 아니라, 페니스가 여자의 몸속에 들어갔다 나왔다 하는 모습을 직접 볼 수 있다. 남자가 자신이 지배하는 것을 즐긴다면 이 체위는 가장 좋아하는 체위 중 하나가 될 것이다.

> **더 뜨겁게…** 교도관 체위는 매우 변태적이고 음란한 애널 섹스로 이용할 수 있는데, 두 사람 모두 항문 애무에 경험이 없는 경우가 아닐 때만 가능하다. 초심자를 위한 애널 섹스 체위는 아닌 것이다. 그러나 이미 애널 섹스 경험이 몇 번 있는 연인들에게는 매우 짜릿한 체위가 될 수 있다.

스쿼트
squat

스쿼트는 여자의 경우 균형 감각이 많이 필요하고 힘든 체위다. 하지만 이것을 해낼 수만 있다면 재미있는 체위가 될 것이다!

어떻게 하나 남자에게 스쿼트 체위는 특히 쉬운데, 남자가 하는 일이라곤 등을 보이고 서 있는 여자 뒤에 서 있는 것뿐이기 때문이다. 여자는 오토만 또는 스툴(의자는 너무 높을 것이다) 위에 서서 몸을 웅크려 엉덩이를 연인의 성기 가까이 가져간다. 남자는 여자의 엉덩이를 잡고 피스톤 운동을 한다. 스쿼트는 후배위 체위는 물론 애널 섹스에도 이상적이다!

어디서 할까 스쿼트는 서서 하는 섹스 체위가 늘 그렇듯 장소적인 측면에 있어 매우 유연하다. 당신은 이 체위를 여자가 위에 설 수 있는 여러 물건들이 있는 집에서 하길 원하겠지만(이는 당신이 섹스하기 편한 높이를 맞추는 데 도움이 된다) 서 있을 수 있는 어떤 곳에서든 가능하다.

필요한 도구 없음

난이도 ☆☆☆★★

여자 만족도 ☆★★★★ 스쿼트는 여자에게 즐겁기보다는 어렵다. 삽입이 깊은 점은 좋지만 피스톤 운동을 할 때 오토만이나 스툴에서 떨어질 것 같은 느낌이 들 것이다. 또한 이 체위에서는 아무리 체력이 좋아도 다리에 쥐가 나기 마련이다.

남자 만족 ☆☆☆☆★ 남자는 이 체위가 하기 쉽고 모든 동작을 지켜볼 수 있기 때문에 스쿼트를 아주 좋아한다. 엉덩이를 좋아한다면 여자의 엉덩이를 애무하고 꽉 쥐고 가지고 노는 즐거움을 맛볼 수 있다. 아마 여자가 이 자세를 오래 유지하지 못한다면 남자는 실망할지도 모른다. 그러나 이 체위는 여자가 상당 시간 유지하기 어려운 체위임이 분명하다.

더 뜨겁게… 두 사람 모두 항문 애무를 좋아한다면 남자가 손이나 손가락 또는 섹스 토이를 이용하여 섹스 도중 여자의 항문을 자극해도 좋다.

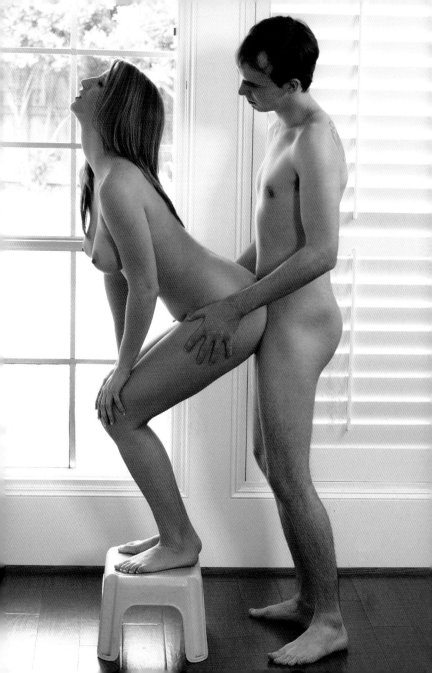

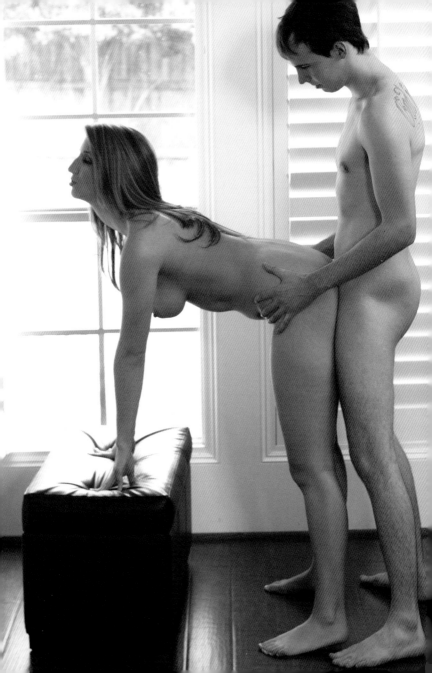

서서 하는 도기 스타일 standing doggy style

서서 하는 도기 스타일은 전통적인 도기 스타일보다 무릎에 무리가 덜 가지만 동일한 만족감을 두 사람에게 선사한다. 이 체위는 또 다른 재미있는 '동물' 스타일 섹스 체위인데, 빠른 섹스를 위해 당신이 해야 하는 일은 바지와 속옷을 벗는 것뿐이기 때문이다!

어떻게 하나 이 체위는 남녀 모두 서서 하기 때문에 전통적인 도기 스타일보다 무릎에 무리가 덜 가는 편이다. 의자나 소파 또는 침대와 같은 몇 가지 준비물이 필요하지만 비교적 간단하다. 여자는 서서 허리를 굽히고 손바닥으로 준비해놓은 물체를 짚는다. 남자는 뒤에서 여자의 몸속에 페니스를 삽입하고 섹스 내내 서 있으면 된다.

어디서 할까 이 체위는 여자가 몸을 굽히고 손을 짚을 공간이 있으면 어디서든 가능하다. 침대나 소파, 계단, 자동차 엔진 덮개 위에서 해보라. 상상력을 발휘해보라!

필요한 도구 없음

난이도 ★☆☆☆☆

여자 만족도 ★★★☆☆ 전통적인 도기 스타일처럼 이 체위도 G 스폿 삽입에 상당히 뛰어나다. 그러나 이 체위는 여자가 양손으로 자신의 체중 대부분을 지탱하고 있기 때문에 클리토리스에 손을 뻗기가 훨씬 어렵다. 남자가 손으로 여자의 클리토리스를 자극해준다면 여자는 이 체위를 더 즐길 수 있을 것이다.

남자 만족도 ★★★★☆ 이 체위는 남자에게 전통적인 도기 스타일만큼이나 좋은 뷰를 제공한다. 남자들은 항문에 실제로 삽입은 할 수 없을지라도 항문에다 하는 행위를 매우 좋아한다.

더 뜨겁게… 이 체위는 '지금 해야 되는' 섹스 체위 중 하나다. 거의 언제 어디서건 속옷을 벗고 이 체위로 섹스를 할 수 있다. 상대를 너무나도 원해서 옷을 완전히 벗을 시간조차 가지지 못한다는 것은 너무도 자극적이다.

제7장 옆으로 하는 섹스 체위

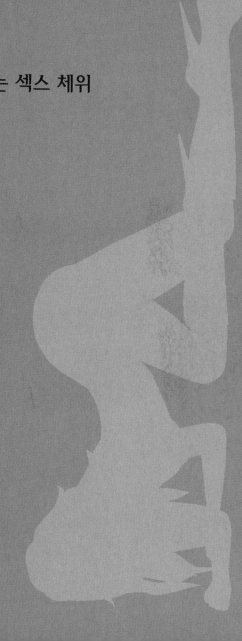

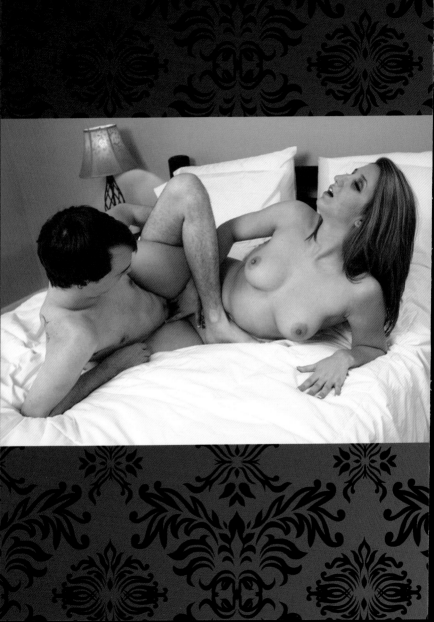

크레이지 불가사리 crazy starfish

'우리 이거 해봤어' 리스트에 추가할 수 있는 굉장히 색다른 체위인 크레이지 불가사리는 재미있지만 남녀 모두에게 힘이 드는 체위다.

어떻게 하나 남녀 모두 같은 방향을 바라보되, 서로의 발끝에 각자의 머리가 가도록 옆으로 눕는다. 여자가 두 다리로 남자의 허리를 감싸고 몸을 남자 쪽으로 굽히면, 남자도 다리로 여자의 허리를 감싼다. 남자는 양손으로 자신의 허벅지를 받쳐 피스톤 운동을 용이하게 할 수 있고, 여자는 양팔로 몸 뒤쪽을 짚어 자신의 체중을 지탱할 수 있다.

어디서 할까 침대가 이상적인 장소다(이 체위는 상당한 공간을 필요로 한다). 바닥도 괜찮지만 카펫에 쓸리면 아프다! 확실히 소파나 차의 뒷좌석처럼 좁은 공간에서 할 수 있는 체위는 아니다. 팔다리가 사방으로 뻗친다!

필요한 도구 없음

난이도 ★★★★☆

여자 만족도 ★★★☆☆ 크레이지 불가사리에서는 클리토리스 마찰이 많지 않으나, G 스폿 자극이 그것을 보상해준다.

남자 만족도 ★★★★☆ 남자는 크레이지 불가사리 체위의 뷰를 아주 좋아하며, 섹스 행위를 지켜보는 것을 좋아한다. 여기에 '색다름'이라는 보너스 점수까지! 남자에게 한 가지 경고하자면 페니스가 조금 평소와는 다른 각도로 휘어지는데 불편할 정도는 아닐 것이다.

더 뜨겁게… 남자가 손이나 섹스 토이를 이용해 여자의 클리토리스를 애무함으로써 크레이지 불가사리를 한층 더 뜨겁게 만들 수 있다. 여자가 이렇게 하기 더없이 좋은 각도에 있으므로, 남자는 두 사람 모두 오르가슴을 느낄 수 있도록 반드시 무언가를 해야 한다! 물론 여자가 남자에게 더 많은 볼거리를 선사하고 싶다면 스스로 무언가를 해도 된다.

거꾸로 된 스푼
inverted spoon

거꾸로 된 스푼은 옆으로 누워서 즐길 수 있는 독특한 체위로, 전통적인 스푸닝보다 약간 더 변태스럽다. 색다르면서도 친밀하다!

어떻게 하나 남자가 평평한 곳에 옆으로 누우면 여자도 옆으로 눕되, 등이 남자 쪽을 향하게 하고 머리는 남자의 발쪽에, 발은 남자의 머리 쪽에 가게 한다. 남자는 피스톤 운동에 도움이 되도록 손을 여자의 허벅지나 엉덩이 위에 놓을 수 있다. 대부분의 경우 남녀가 둘 다 허리를 조금씩 구부린다면 하기가 좀 더 수월해질 것이다. 이는 삽입 각도를 더 나아지게 한다. 그렇지 않으면 페니스가 불편한 각도로 휘게 된다.

어디서 할까 거꾸로 된 스푼은 남녀 모두 몸을 쭉 뻗고 누워야 하기 때문에 넓은 공간이 필요하다. 바닥도 괜찮겠지만 침대가 이에 딱 맞다. 이불이나 침대로 변하는 소파가 있다면 장소 변경을 할 때 사용할 수 있다.

필요한 도구 없음

난이도 ★★★★

여자 만족도 ★★★★★ 이 체위는 남자가 여자의 클리토리스를 애무하기 쉽고, 또 여자 스스로도 애무할 수 있어서 여자는 이 체위를 좋아한다. 또한 섹스 도중 자신의 유두를 애무할 수 있으며, 남자의 손이 닿을 경우엔 남자가 해줄 수도 있다.

남자 만족도 ★★★★★ '엉덩이를 좋아하는 남자들'은 이 체위를 좋아할 것이다! 전통적인 스푸닝을 변태적이게 변형한 이 체위를 남자는 분명히 시도하고 싶어 할 것이다. 이 체위에서 남자는 여자의 엉덩이를 볼 수 있고, 여자가 엉덩이를 자기 몸에 비벼대는 것을 느낄 수 있다.

더 뜨겁게… 여자는 한쪽 다리를 들어 올려 연인에게 환상적인 뷰를 제공할 수 있다. 단, 모든 것을 보여주게 되기 때문에 이렇게 하려면 자기 자신에게 상당한 자신감이 있어야 한다! 그럼에도 이런 동작을 하면 '뜨거움' 지수가 몇 등급 올라갈 것이다. 거꾸로 된 스푼은 때때로 두 사람 모두가 항문에 하는 동작을 즐긴다면 애널 섹스로도 쓸 수 있다.

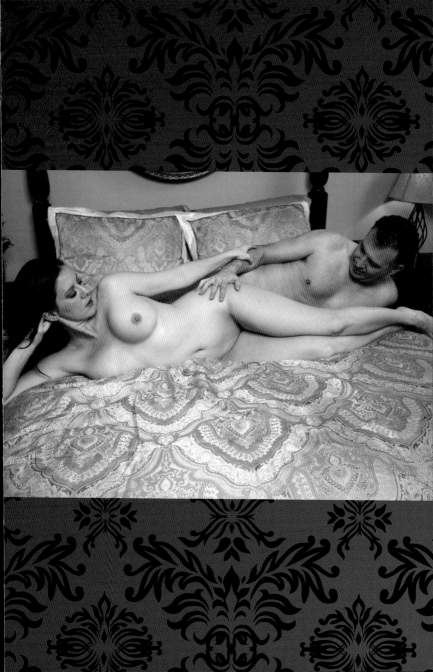

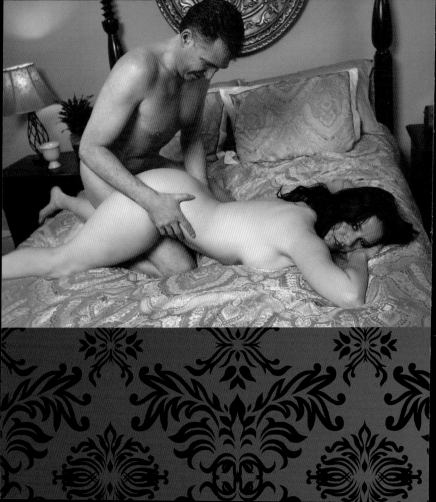

링귀니
linguini

링귀니는 깊은 삽입에 좋고 절정의 순간 당신의 자제력을 잃게 한다.

어떻게 하나   여자는 추가적인 지지를 위해 머리에 베개를 대고 옆으로 눕는다. 여자가 누워 있으면 남자가 여자 엉덩이 바로 뒤에 무릎을 꿇고 앉아 삽입을 하기 위해 한쪽 무릎을 여자 다리 사이로 밀어 넣는다. 이 체위는 여자가 편하게 팔다리를 늘어뜨리고 있어 남자가 여자 몸에 깊이 삽입할 수 있다는 것이 특징이다.

어디서 할까   링귀니 체위는 침대에서 하는 것이 이상적이다. 바닥에서 해도 괜찮겠지만 침대가 확실히 가장 편하다. 바닥에서 하기로 결정했다면 담요와 베개를 반드시 많이 준비하라. 표면이 꼭 부드러워야 한다!

필요한 도구   담요와 베개가 여러 개 있어야 여자에게 편할 것이다.

난이도   ★★★★★

여자 만족도   ★★★★★   여자는 그냥 누워서 섹스를 즐길 수 있기 때문에 링귀니 체위를 좋아한다. 이 체위는 남다른 각도로 G 스폿을 자극하는 것은 물론, 여자가 가만히 섹스를 즐길 수 있으므로 오르가슴을 느낄 가능성이 매우 높다!

남자 만족도   ★★★★★   옆으로 하는 이 체위에서 여자의 허벅지는 남자가 더 깊이 접근할 수 있도록 구부러진다. 남자는 편하게 여자의 G 스폿을 자극하면서 여자의 신음 소리를 즐길 수 있다.

더 뜨겁게…   링귀니는 여자가 편한 자세를 취하는 것이 중요하긴 하지만, 적극적으로 만족감을 내비치지 않는다면 남자가 보기에 지루해하는 것 같아 보일 수 있기 때문에 자신이 즐기고 있음을 남자에게 보여줘야 한다.

가위 scissors

가위는 이색적인 체위로, 하기 쉽고 임신 중일 때 등 다른 체위가 어려운 경우 쓰기 좋다.

어떻게 하나 남자는 침대 위에 옆으로 누워 한쪽 다리를 들어 올려 다리를 활짝 벌린다. 여자는 남자와 수직으로 바닥에 등을 대고 눕거나 옆으로 누운 다음, 남자의 올려진 다리에 다리를 벌리고 들어가서 성기를 남자의 성기에 밀착시켜 남자가 삽입할 수 있게 한다. 피스톤 운동이 용이하도록 남자가 여자의 다리 한쪽을 잡아주고, 여자는 자신의 체중을 양팔에 싣는다.

어디서 할까 가위 체위는 아주 넓은 공간이 필요하므로 되도록이면 침대에서 하는 편이 더 낫다. 바닥에서 해도 되지만 침대가 확실히 가장 편하다. 바닥에서 하기로 했다면 담요와 베개 여러 개를 반드시 준비하라! 야외에서도 보는 사람만 없다면 피크닉 담요 위에서 이 체위를 즐길 수 있다!

필요한 도구 추가적인 지지를 위해 여기저기 베개를 덧대자.

난이도 ★★★☆☆

여자 만족도 ★★★★☆ 여자는 가위 체위에서 클리토리스 자극을 받기 매우 쉬워서 이 체위를 좋아한다. 클리토리스를 남자의 허벅지에 비벼댈 수 있으며, 거기에 약간의 윤활유를 사용한다면 매우 환상적인 느낌을 받을 수 있다. 이 체위는 남다른 각도로 G 스폿이 자극되는 것은 물론 클리토리스 자극도 받기 쉬워서 오르가슴을 느낄 가능성이 매우 높다! 이 체위가 '이색적인' 체위이긴 해도, 여자가 임신 말기라 반듯하게 누울 수 없거나 남자보다 몸이 더 커져 남자 위로 올라갈 수 없을 때에도 잘 쓸 수 있는 체위다.

남자 만족도 ★★★★☆ 남자는 여자가 오르가슴을 느끼는 모습을 볼 수 있고, 삽입 각도가 색다르기 때문에 새롭게 느껴진다. 당신이 매우 이색적일 뿐 아니라 매우 쉬운 체위를 찾는다면 이 체위가 딱이다!

> **더 뜨겁게…** 이 체위는 여자가 섹스 도중 손을 뻗어 손가락 또는 클리토리스 바이브레이터로 자신의 클리토리스를 자극하기 좋다.

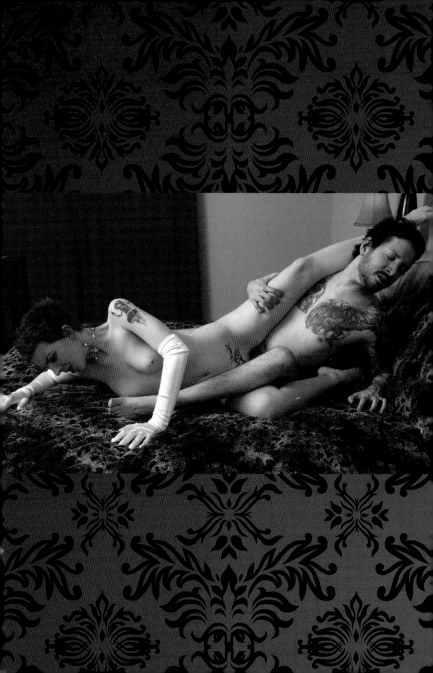

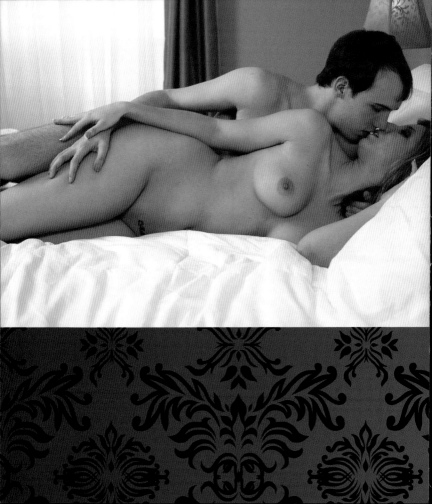

로맨틱하고 친밀한 섹스 체위 중에서는 스푸닝이 아주 인기가 좋다. 이 체위는 잠자리에 들거나 포옹할 때 애무하듯이 서로의 몸이 완전히 접촉되고, 만지고 안고 키스하고 서로의 귀에 속삭일 기회가 많다.

어떻게 하나 이 체위는 아주 친밀한 체위로 남녀 모두 정신적 일체감을 맛볼 수 있다. 두 사람 모두 옆으로 누우면 남자가 뒤에서 가슴을 여자의 등에 밀착시킨 채 삽입한다. 이 체위는 많은 커플들이 잠잘 때 애무하는 자세와 매우 비슷하다. 이것이 이 체위가 아주 편하고 관능적인 이유다.

어디서 할까 스푸닝 체위는 소파에서 영화를 볼 때처럼 누워서 쉴 수 있는 모든 곳에서 할 수 있다. 물론 침대도 된다.

필요한 도구 없음

난이도 ★☆☆☆☆

여자 만족도 ★★★☆☆ 여자는 이 체위의 친밀감을 매우 즐길 것이다. 포옹하는 것과 매우 비슷한 느낌이라 여자의 마음에 쏙 든다. 삽입은 다른 체위에서만큼 깊지 않을 수도 있다. 그러나 남자가 손으로 여자의 살을 어루만지고 가슴을 감싸 쥐고 클리토리스를 애무함으로써 이를 만회할 수 있다.

남자 만족도 ★★★☆☆ 이 체위에서는 남자가 볼 만한 것이 많이 없다. 이는 실망스러운 일일 수 있다. 침대 옆에 거울이 없다면 거울을 하나 설치해 이를 보완하라. 뒤에서 삽입하면서도 여자의 머리끝부터 발끝까지 보는 즐거움을 맛볼 수 있다.

더 뜨겁게… 이 체위는 한밤중에 불시에 하기 그만이다. BDSM을 위해 남자는 여자의 머리카락을 잡아당기거나 뒤에서 목덜미를 잡을 수 있다.

포크 겸용 스푼 spork

포크 겸용 스푼은 달콤하고 친근하게 옆으로 누워서 하는 체위로 뒤에서 삽입하는 질 섹스나, 원한다면 애널 섹스로도 활용할 수 있다. 꼭 해봐야 할 체위다!

어떻게 하나 두 사람 모두 옆으로 누워 전통 스푸닝 체위를 취하고, 남자는 자신의 몸통 앞부분과 성기를 여자의 등과 엉덩이에 갖다 댄다. 여자는 다리를 스푸닝 체위를 할 때처럼 쭉 펴지 않고, 가슴 쪽으로 완전히 끌어당겨 태아 자세를 취한다. 남자는 다리를 살짝만 끌어당겨 여자 몸을 감싸도록 구부리고 팔로 여자의 몸통을 안는다.

어디서 할까 당연히 침대가 이 체위를 하기 가장 쉬운 장소지만 마음껏 상상력을 발휘해보라. 들판 한가운데에 피크닉 담요를 깔고 하거나 픽업트럭 뒤에서 시도해보라!

필요한 도구 없음

난이도 🌟★★★★

여자 만족도 🌟★★★★ 포크 겸용 스푼은 다른 체위만큼 여자에게 자극적이지 않은데, 그 이유는 클리토리스에 거의 접근할 수 없고 G 스폿에 자극을 줄 만한 동작도 전혀 없기 때문이다. 여자에게 이 체위는 다른 무엇이라기보다는 새로운 경험인 것이다.

남자 만족도 🌟🌟🌟★★ 남자는 뒤에서 삽입할 때의 각도뿐 아니라 이 체위의 친근함을 즐긴다. 다만 이때 시야가 많이 확보되지 않아 무슨 일이 일어나고 있는지 볼 수 없다. 그러므로 섹스 동작을 볼 수 있는 다른 체위에서만큼 시각계가 자극되지는 않을 것이다.

더 뜨겁게… 여자가 섹스 도중 얼굴을 돌려 남자의 눈을 그윽이 바라봄으로써 영혼의 친밀한 교감을 형성할 수 있다. 남자 역시 손을 뻗어 여자의 가슴과 유두를 애무할 수 있다.

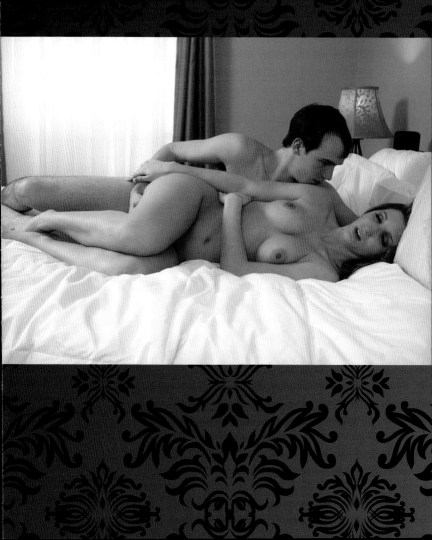

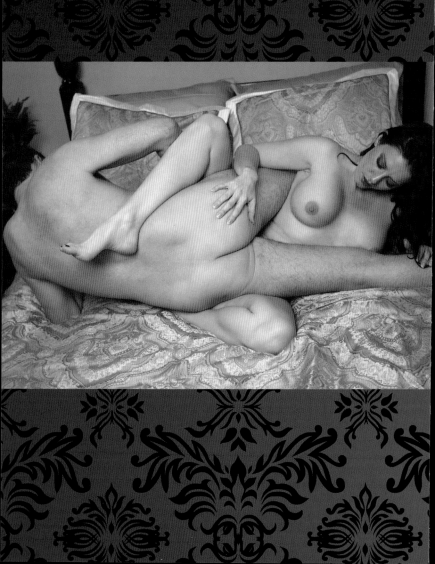

회오리바람 twister

아주 이색적인 체위를 찾고 있다면 회오리바람이 딱이다. 힘들지만 재미있다. 꼭 해봐야 할 체위다!

어떻게 하나 남녀 모두 오른쪽으로 눕되 남자는 머리를 여자의 발쪽에 둔다. 두 사람 다 왼쪽 무릎을 구부린 채 들어 올려 남녀의 성기가 합쳐져 삽입할 수 있는 공간을 만든다. 이렇게 하면 남녀가 각각 서로의 다리 사이에 위치하게 된다. 복잡하게 들리는가? 그럴 수도 있지만 왼쪽 페이지의 사진을 보면 이해하기 좀 더 쉬울 것이다.

어디서 할까 회오리바람은 넓은 공간이 필요하고 습득하기 매우 어려워서 침대에서 하는 게 가장 좋다. 틀림없이 당신은 피스톤 운동법을 파악하느라 바빠서 세부적인 것들에 신경 쓰고 싶지 않을 것이다!

필요한 도구 남녀 모두에게 약간의 베개가 도움이 될 테지만 반드시 필요한 것은 아니다.

난이도 ★★★★★

여자 만족도 ★★★★☆ 회오리바람 체위에서 여자는 삽입 도중 클리토리스를 남자 몸에 대고 문지를 수 있고, 이는 여자의 오르가슴 가능성과 전반적인 만족도를 높여준다. 이 체위가 아마도 여자가 가장 좋아하는 체위 중 하나는 아니겠지만 다른 여러 이색적인 체위들보다는 이 체위에서 오르가슴에 도달하기 더 쉽다.

남자 만족도 ★★★★☆ 회오리바람은 삽입 각도가 조금 난해하며 피스톤 운동 능력이 뛰어나야 하지만, 남자는 이 체위의 참신함을 아주 좋아한다. 틀림없이 이 체위를 시도해보고는 싶겠지만 가장 좋아하는 체위가 되지는 않을 것이다.

> **더 뜨겁게…** 이 체위를 더 뜨겁게 만드는 데 신경 쓰지 말고 리듬을 느리게 하여 체위에 더 익숙해지는 데 집중하라. 이 체위로 긴 시간 유지할 수 있다면 잘하고 있는 것이다!

69 체위 69

전통적으로 69 체위는 오럴 섹스를 주고받는 가장 짜릿한 방법 중 하나인데, 그것은 남녀가 동시에 오럴 섹스를 할 수 있기 때문이다. 입으로 서로를 동시에 오르가슴에 오르게 하기 아주 좋은 체위이며, 둘 중 한 명이 오럴 섹스에 대해 덜 열정적일 때 쓰면 좋을 것이다.

어떻게 하나 69에서 남자는 반듯하게 눕고, 여자는 남자의 발쪽을 바라보며 남자 얼굴 위에 다리를 벌리고 앉는다. 그런 다음 몸을 앞으로 숙여 오럴 섹스를 받는 동시에 남자에게 오럴 섹스를 해준다. 단, 69가 성공적이려면 남녀 모두 청결해야 하고 서로가 매우 편해야 한다. 반드시 사전에 기본적인 청결에 신경 쓰라. 그러면 아무 문제없을 것이다.

어디서 할까 69는 두 사람이 편히 누울 수 있는 곳 어디서든 가능하다.

필요한 도구 없음

난이도 ★★★★

여자 만족도 ★★★★★ 남자가 아무것도 받지 못하는 상태로 여자 성기를 애무하기 꺼려할 때, 69는 여자가 오럴 섹스를 받을 수 있는 좋은 방법이다. 여기서 한 가지 주의할 점은 오럴 섹스를 받는 쾌감과 기쁨에 온전히 집중할 수 없다는 것인데, 한 번에 두 가지 일에 집중해야 하기 때문이다.

남자 만족도 ★★★★★ 남자들은 여자에게 오럴 섹스를 해주는 동시에 자신도 받을 수 있다는 발상을 좋아한다. 어떻게 해서든 자신도 자극받지 않는다면, 일부 남자들에게 오럴 섹스는 그 자체로 즐거운 일이 아니기 때문이다. 69가 남자에게 즐거움을 선사하는 것은 분명하지만 가만히 앉아 편히 쉬며 오럴 섹스를 즐길 때보다는 즐거움이 덜할 것이다.

> **더 뜨겁게…** 시간을 가지고 서로에게 오럴 섹스하는 것을 즐겨라. 말하지 않고도 동시에 움직이고 성적 대화를 하는 법을 배우면 섹스가 매우 섹시하고 친밀해질 수 있다!

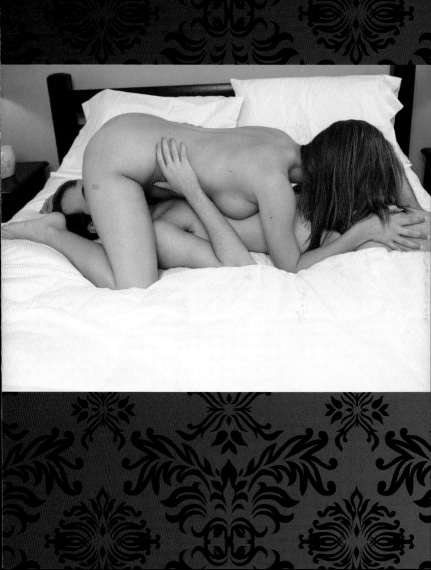

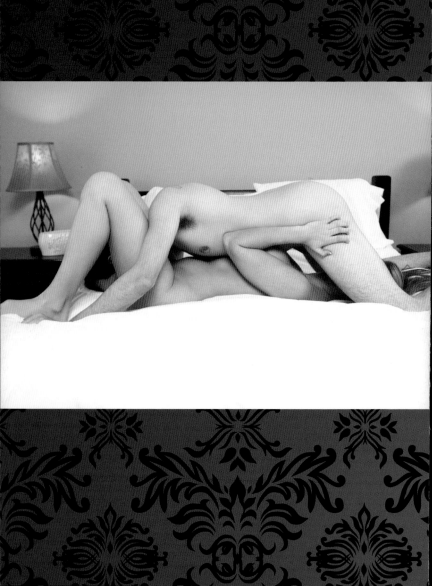

69 체위가 오럴 섹스를 주고받는 가장 짜릿한 방법 중 하나라면, 역 69는 거기에 변화를 줄 수 있는 아주 좋은 방법이다.

어떻게 하나 역 69는 많은 커플들에게 인기가 있는데 남녀 모두 오럴 섹스를 해주는 동시에 받을 수 있기 때문이다. 역 69에서 여자는 평평한 표면에 반듯하게 눕고, 남자는 여자의 발 쪽을 바라보며 여자 얼굴 위에 다리를 벌리고 앉는다. 그런 다음 몸을 앞으로 숙이고 오럴 섹스를 받음과 동시에 여자에게 오럴 섹스를 한다.

어디서 할까 역 69는 바닥, 소파, 침대, 안락의자, 야외 또는 두 사람이 편하게 누울 수 있는 곳 어디에서든 할 수 있다.

필요한 도구 없음

난이도 🏛★★★★

여자 만족도 🏛🏛🏛🏛★ 역 69는 섹스에 차별화를 주고 자세를 바꿀 수 있는 좋은 방법이다. 69 체위 때와 마찬가지로 이 체위도 주고받는 체위여서 남녀 모두가 동시에 기쁨을 맛볼 수 있다.

남자 만족도 🏛🏛🏛🏛★ 남자는 69 체위만큼 역 69 체위도 좋아하지만, 역 69에서 피스톤 운동에 대한 주도권을 더 많이 가지기 때문에 역 69를 조금 더 좋아할 것이다. 다만 이 체위는 조금 힘이 들 수도 있는데 편히 쉬며 쾌감을 즐기는 대신 두 팔에 체중을 실어야 하기 때문이다.

더 뜨겁게… 서로를 꼭 껴안고 69에서 역 69로 바꾸라. 그렇게 함으로써 남녀가 대등하게 위아래에 있게 되는 것이다.

옆으로 누운 69
sideways 69

옆으로 누운 69는 두 사람 모두에게 최고다.

어떻게 하나 옆으로 누운 69는 남녀가 오럴 섹스를 동시에 주고받으면서, 누구도 위에 있거나 아래에 있지 않기 때문에 인기 있는 체위다. 두 사람은 각자 자신의 머리가 상대의 발끝에 위치하도록 하여 옆으로 눕는다. 이 체위는 두 사람 모두의 목에 무리가 덜 가게 할 수 있다!

어디서 할까 옆으로 누운 69는 바닥, 소파, 침대, 안락의자, 야외 또는 두 사람이 편히 누울 수 있는 곳 어디서든 가능하다.

필요한 도구 없음

난이도 ★☆☆☆☆

여자 만족도 ★★★★☆ 옆으로 누운 69는 남녀 모두에게 최고다. 두 사람 모두 편히 누워 쾌감을 즐길 수 있다. 특히 여자가 이 체위를 좋아하는데, 옆으로 누움으로써 자신의 쾌락과 남자의 피스톤 운동 세기를 더 잘 조절할 수 있기 때문이다.

남자 만족도 ★★★★☆ 남자도 여자와 정확히 같은 이유로 이 체위를 좋아할 것이다. 힘이 덜 들고 자신의 쾌락을 더 잘 조절할 수 있다. 전통적인 69를 할 때보다 움직임이 더 자유롭기 때문이다.

더 뜨겁게… 그야말로 모든 69 체위를 최대한으로 활용하기 위해 맛이 나는 오럴 섹스 젤을 써보라!

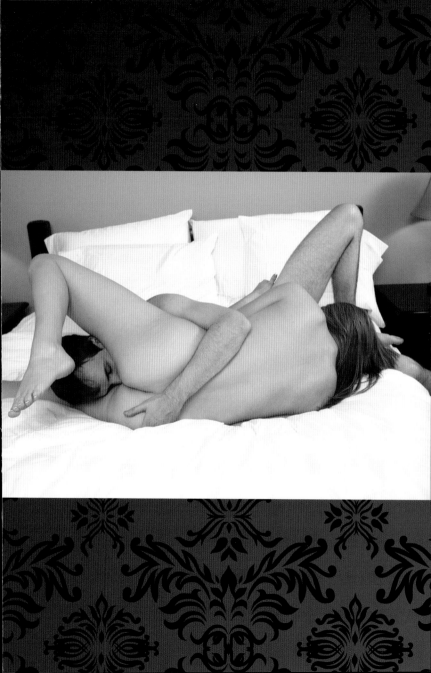

제8장 깊은 삽입 섹스 체위

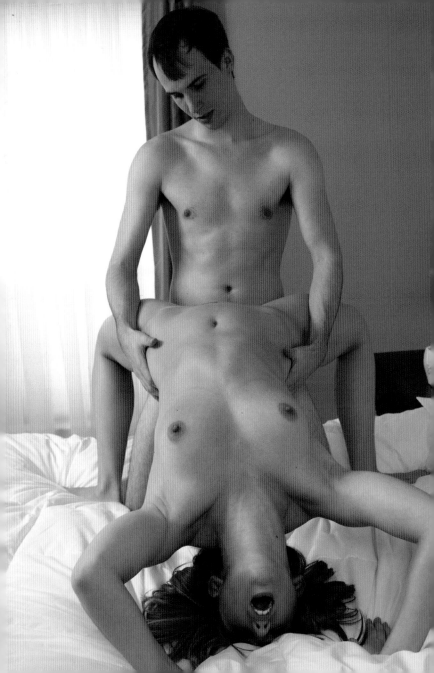

남자는 브리지 자세에서 여자가 몸을 위로 젖힌 모습을 좋아할 것이다.

어떻게 하나 여자는 침대에 누워 양손과 발로 바닥을 짚고 배가 천장을 향하게 등을 아치 모양으로 구부려 브리지 자세를 취한다. 남자는 무릎을 꿇고서 여자와 자신의 성기 위치를 맞추고 여자의 엉덩이를 부드럽게 조정하며 피스톤 운동을 한다. 이 체위에서 여자는 쉽게 균형을 잃을 수 있으며 몸이 아주 유연한 여자들만 이 체위를 편하게 할 수 있다. 그렇지만 구부러진 등과 노출된 몸이 남자에게 아주 훌륭한 광경을 제공한다!

이 자세가 너무 힘들면 요람(165페이지 참조)을 시도해보라.

어디서 할까 바닥에서 하는 것이 가장 좋다.

필요한 도구 남자 무릎 밑에 받칠 베개 또는 접은 타월 하나가 필요하다. 여자 등을 지탱해줄 오토만이 있으면 여자가 이 자세를 더 오래 유지하는 데 도움이 될 것이다.

난이도 ★★★★★

여자 만족도 ★☆☆☆☆ 아무리 유연해도 여자에겐 하기 힘든 자세다. 오직 한 번에 몇 분밖에 이 자세를 유지할 수 없을 것이며, 이는 매우 정상적인 것이다. 여자들이여, 이 자세가 당신에게 맞지 않는다 하더라도 당황하지 말길 바란다. 어려우니까! 이 자세를 성공해서 잠시 동안 유지할 수 있다 하더라도 삽입 각도가 클리토리스와 G 스폿 자극에 좋지는 않다. 이 체위는 여자보단 남자를 위한 새로운 체위인 것이다.

남자 만족도 ★★★★☆ 남자는 매우 색다른 이 체위를 좋아할 것이다. 마치 여자가 단지 남자의 시각적 즐거움을 위해 다리를 벌리고 있는 것 같고, 어느 정도는 정말로 그렇다! 여자가 이 체위에서 얻을 수 있는 것은 아주 적기 때문에 이 체위는 전적으로 남자를 위한 것이다.

> **더 뜨겁게…** 남자들이여, 여자를 더 즐겁게 해주기 위해(그리고 당신들도!) 여자의 유두를 애무하고 클리토리스를 문지르라!

깃대 오르기
climbing the flagpole

깃대 오르기는 가위 체위의 깊은 삽입형으로 남녀 모두에게 좋다. 여성들 대부분에게 편하면서도 매우 에로틱하고 오르가슴을 잘 느끼게 해준다! 여자의 몸이 아주 유연하다면 어느 쪽에게도 그리 부담스럽지 않고, 두 사람 모두의 눈에 보이는 광경이 기가 막히다!

어떻게 하나   여자는 남자가 뒤에서 껴안아줄 때처럼 옆으로 누워 손으로 머리를 지탱한다. 남자는 여자의 아래쪽 다리에 다리를 벌리고 앉아 여자의 나머지 다리를 들어 올려 자신의 가슴에 기대고 발끝은 천장을 향하게 한다. 여자는 이 자세를 좀 더 편하게 만들기 위해 자세를 전혀 해치지 않고 무릎만 살짝 구부려도 좋다. 이 체위에서는 남자가 피스톤 운동을 거의 다 한다.

어디서 할까   이 체위에서 두 사람 모두가 최대한 편하려면 상당한 공간이 필요하다. 그러므로 침대나 바닥이 좋은 선택이다.

필요한 도구   이 자세를 상당 시간 유지하려면 여자 머리 밑에 받칠 베개가 반드시 필요할 것이다.

난이도 ★★★★★

여자 만족도 ★★★★★   남자가 여자의 클리토리스에 대고 엉덩이를 빙빙 돌릴 수 있어 여자를 더 기분 좋게 만들 수 있다. 또 삽입이 더 깊어서 G스폿 오르가슴이나 심지어 A 스폿 오르가슴까지도 가능하다!

남자 만족도 ★★★★★   남자는 이 체위에서 시각적 즐거움을 맛볼 수 있다. 여자가 남자를 위해 다리를 활짝 벌리고, 남자는 아래를 내려다보면 모든 것을 볼 수 있어 좋다. 보통의 섹스 체위보다 약간 더 이색적인 깃대 오르기는 실제보다 더 어려워 보인다. 남자는 몸에 많은 부담 없이 피스톤 운동을 하기에 좋다.

> **더 뜨겁게…**   이 체위는 둘 중에 한 명이 손으로 여자의 클리토리스를 애무하기 아주 좋다! 이는 깃대 오르기를 여자가 훨씬 더 만족할 수 있게 만든다.

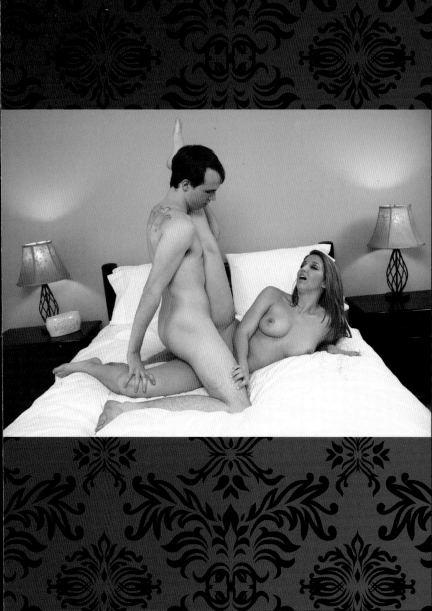

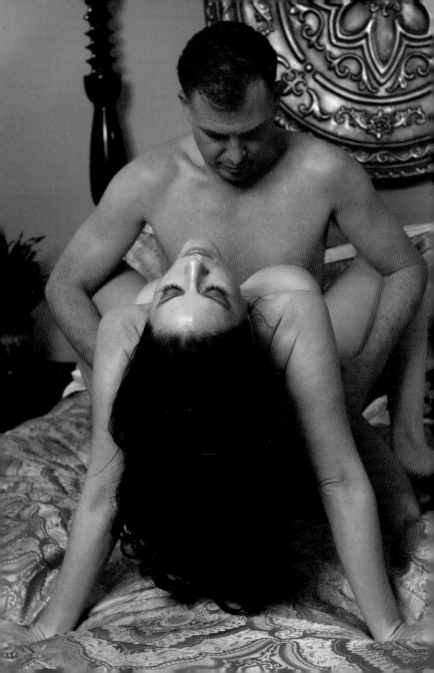

요람
cradle

요람은 그야말로 '색다른' 체위로 여겨지며 마스터하기 다소 어려울 수 있지만 일단 해보면 매우 보람이 있다. 여자의 몸이 아주 유연해야 하지만 이 자세로 몸을 구부릴 수만 있다면 상대에게 좋은 광경을 제공하며, 이는 또 유두와 클리토리스 애무를 하기에 최적의 각도다.

어떻게 하나 남자는 무릎을 꿇고 엉덩이를 발 위에 받친다. 여자는 남자 골반 양쪽으로 다리를 벌려 앉고, 남자 손의 도움을 받아 허리를 지탱하여 몸을 뒤로 젖힌다. 자세가 완성되고 나면 흡사 브리지(161페이지 참조) 체위와 비슷해보일 것이다. 단, 여자 엉덩이가 남자 다리 위에 있다는 점이 다르다.

어디서 하나 바닥이 이상적인 장소지만 튼튼한 침대도 괜찮다.

필요한 도구 남자 무릎 아래에 편하게 받칠 부드러운 촉감의 담요 또는 두툼한 타월이 필요하다.

난이도 🏠🏠🏠🏠⭐

여자 만족도 🏠⭐⭐⭐⭐ 브리지보다 편하기는 하지만 단지 클리토리스 마찰이 조금 더 있을 뿐이다. 또 오르가슴에 이르기가 조금 더 쉽지만 그렇게 많이는 아니다. 그러나 전희가 충분하면 남자는 확실히 여자가 강력한 오르가슴에 이를 만큼 흥분시킬 수 있다.

남자 만족도 🏠🏠🏠⭐⭐ 허벅지로 여자 무게를 지탱하는 것이 다소 불편할 수 있으나, 이 체위에서 주된 문제는 페니스가 작은 남자에게 있다. 허벅지가 눌려 있기 때문에 페니스가 커야만 완전히 삽입될 만큼 충분한 길이가 된다. 그러나 이 자세를 잘 소화하면 시각적 즐거움을 맛볼 수 있을 것이다. 그래도 다소 어렵긴 할 것이다.

> **더 뜨겁게…** 남자들이여, 다리를 약간 넓게 벌려 페니스를 삽입할 공간을 더 확보하라. 다리를 벌리면 여자의 엉덩이를 좀 더 받쳐 주어야겠지만 그럴 만한 가치가 있다! 이 체위는 삽입이 더 깊게 이루어지고 G 스폿 자극이 가능하기 때문에 남녀 모두 만족할 것이다.

덱 체어
deck chair

덱 체어 체위는 정상 체위의 깊은 삽입형으로 남녀 모두가 아주 즐길 것이다! 하기 간단하면서도 두 사람 모두에게 만족감을 준다. 정상 체위의 아이 콘택트, 친밀감과 함께 도기 스타일(187페이지 참조)이나 기본 후배위 체위(183페이지 참조)의 깊은 감동을 느껴보라.

어떻게 하나 덱 체어는 여자의 다리 위치 빼고는 정상 체위와 매우 비슷하다. 이 체위에서 여자는 허벅지를 90도로 들어 올리는데, 단 남자 몸 뒤에 걸치거나 어깨에 얹지 않는다. 이 체위는 정상 체위보다 훨씬 더 깊은 삽입이 가능하기 때문에 G 스폿이나 A 스폿 자극에 아주 좋다.

어디서 할까 덱 체어는 누울 공간만 있으면 어디서든 가능하다.

필요한 도구 특히 당신이 이 체위를 바닥에서 할 경우엔 여자 허리 밑에 베개를 받치면 더 편하다. 이는 또 골반을 젖혀주기 때문에 훨씬 더 깊은 G 스폿과 A 스폿 삽입을 가능하게 한다.

난이도 ★☆☆☆☆

여자 만족도 ★★★★☆ 이 체위의 각도가 G 스폿을 자극하기 훨씬 좋아서 여자는 이 체위를 좋아한다. 남자는 정상 체위에서보다 덱 체어에서 더 정확하게 여자를 문지를 것이다. 여자는 분위기에 따라 다리를 조금 벌리거나 많이 벌릴 수 있다.

남자 만족도 ★★★★☆ 여자가 흥분하면 남자도 흥분한다. 그거면 됐다.

더 뜨겁게… 남자는 더 많은 지렛대의 힘을 이용해 삽입을 조절하기 위해 무릎을 꿇어 몸을 약간 들어 올릴 수 있다.

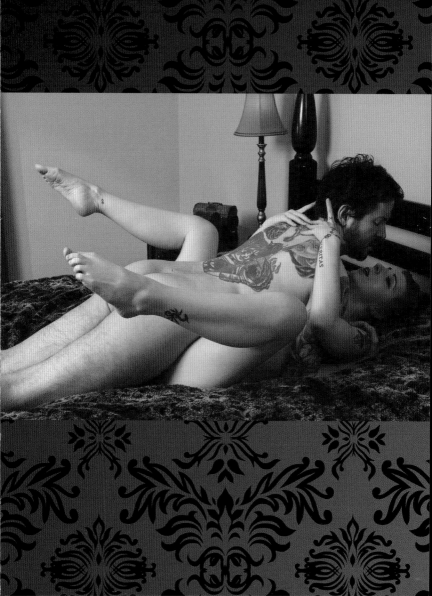

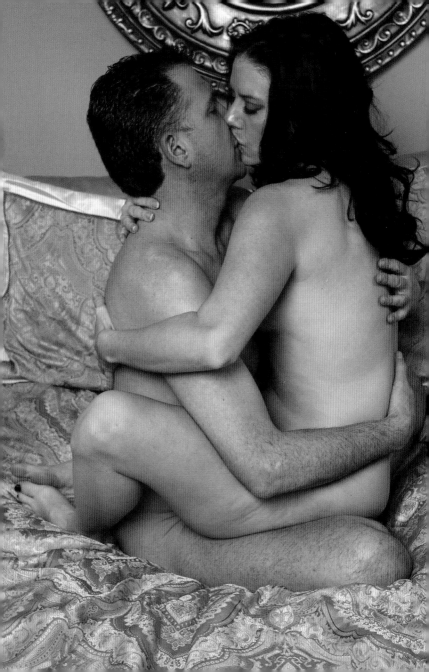

딥 로터스 deep lotus

딥 로터스는 앉아서 하는 체위로 믿을 수 없을 만큼 화끈하고, 아주 깊은 삽입이 가능하며, 두 사람이 대등하게 주도권을 가진다.

어떻게 하나 딥 로터스에 들어가기 위해서 남자는 침대나 다른 표면 위에 무릎을 꿇고 앉는다. 무릎은 오므리거나 살짝 벌린다. 단, 무릎을 벌리면 깊은 삽입이 가능하다. 여자는 연인을 바라보며 그의 무릎 위에 다리를 벌리고 앉는다. 여자의 무릎은 90도로 구부러지고 발은 남자의 몸 뒤쪽에 놓는다. 남자가 여자 체중의 대부분을 지탱하고 있지만 여자도 두 다리를 써서 몸을 들었다 내렸다 하며 피스톤 운동에 참여한다.

어디서 할까 침대가 확실히 가장 좋은 선택이다. 당신은 다리에 들어가는 노력을 상당히 줄이는 데 도움이 되도록 스프링이 제공하는 필요 이상의 탄력성을 원할 것이다.

필요한 도구 없음

난이도 ★★★★★

여자 만족도 ★★★★★ 여자는 이 체위의 얼굴을 마주보는 친근감을 좋아하며, 이 체위는 G 스폿 자극이 아주 잘 된다. 또 클리토리스 자극도 나쁘지 않아서 두 오르가슴을 동시에 느낄 가능성이 있다. 여자가 이 체위에서 유일하게 싫어하는 것은 상당한 노력이 필요하기 때문에 체력이 좋지 않으면 다리에 빨리 쥐가 날 수 있다는 점이다.

남자 만족도 ★★★★★ 남자도 이 체위의 친근감을 좋아하긴 하지만 이 체위에서는 거의 불가능한 삽입 장면을 직접 내려다보는 것을 훨씬 더 좋아한다. 깊은 삽입과 여자가 다리를 짝 벌리고 위에 앉아 있다는 사실이 즐거움을 준다. 또 남자는 자기가 좋아하는 다른 체위들보다 이 체위가 약간 더 에로틱하다는 사실에 즐거움을 느낀다.

> **더 뜨겁게…** 피스톤 운동 중에 여자가 자신의 가슴을 남자의 몸에 대고 위아래로 문지를 수 있도록 몸에 베이비 오일을 발라라.

깊은 승리
deep victory

깊은 승리는 G 스폿과 A 스폿에 아주 훌륭한 체위이며 대면접촉 때문에 이 체위는 반드시 해봐야 한다.

어떻게 하나 여자는 대략 남자의 페니스와 같은 높이의 주방 조리대나 테이블 위에 앉는다. 남자는 삽입에 앞서, 선 채로 여자의 두 다리를 끌어당겨 자신의 어깨에 걸친다. 여자의 발과 발목이 남자의 목 양쪽에 위치하게 될 것이다.

어디서 할까 남자의 페니스와 같은 높이의 표면이면 된다.

필요한 도구 남자가 낮은 쪽에 위치하게 되거나 여자가 올라가 있는 곳이 더 높은 경우엔 삽입이 더 편하도록 남자의 위치를 높여줄 발판이 필요할 것이다. 여자도 엉덩이에 깔고 앉을 타월이나 부드러운 담요 또는 베개가 필요할 수 있다.

난이도 🏠🏠🏠🏠⭐

여자 만족도 🏠⭐⭐⭐⭐ 여자는 몸이 유연하지 않은 경우 깊은 승리 체위를 좋아하지 않을 것이다. 이 체위가 어색하고 불편하게 느껴져서 오랫동안 지속할 수 없을 것이다. 그러나 체력이 좋고 다리가 유연할 경우엔 이 체위가 그리 어렵지 않을 것이다. 이 체위를 편히 소화할 수 있다면 그냥 지나치지 말라. G 스폿 자극이 끝내주니까!

남자 만족도 🏠🏠🏠🏠⭐ 남자는 이 체위가 습득하기 쉽고 위에 올라갈 필요가 없으면서 이색적이기 때문에 이 체위를 좋아한다. 사실 삽입 장면을 직접 내려다볼 수는 없지만, 여자가 다리를 벌리고 자신을 기다리고 있는 방식을 좋아한다. 또 깊은 삽입감이 끝내주기 때문에 이 체위로 섹스를 오래 지속할 수 없을 것이다!

> **더 뜨겁게…** 이 체위를 빨래하는 날을 위해 아껴두었다가 돌아가는 세탁기 위에서 해보라. 그 진동이 두 사람을 완전히 미쳐버리게 할 것이다! 화끈함이 말도 못한다!

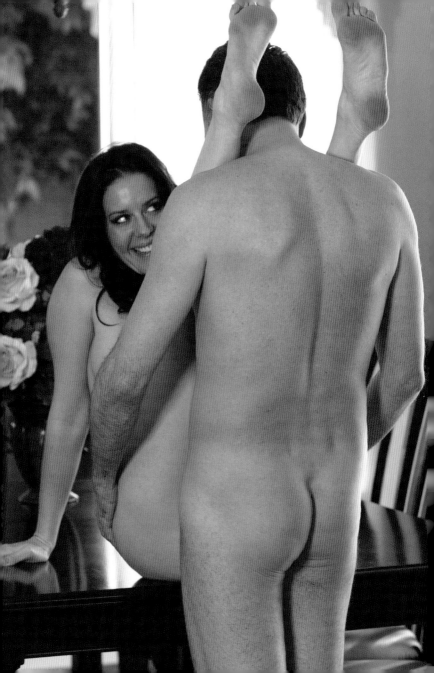

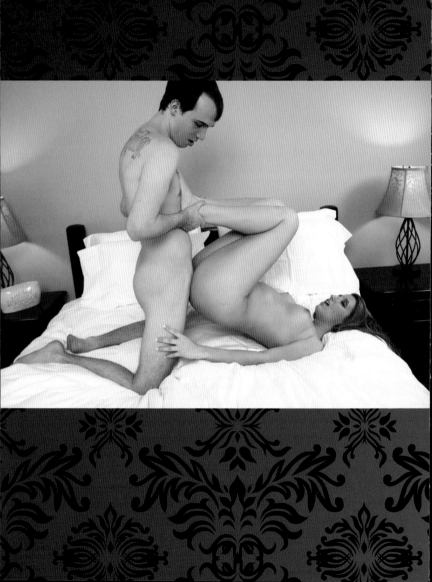

관성력
g-force

관성력 체위에서는 삽입이 독특한 방식으로 깊게 이루어진다. 여자에게 불편할 수도 있지만 매우 화끈하기도 하다!

어떻게 하나 여자가 무릎을 모아 가슴 쪽으로 끌어당기고 반듯하게 누워 있으면 남자가 그 앞에 무릎을 꿇는다. 그런 다음 여자의 엉덩이를 자신의 엉덩이가 있는 곳까지 들어 올린 후 삽입한다. 여자는 두 발을 남자의 가슴팍에 대거나 남자 손에 얹는다. 이 흥미로운 섹스 체위는 질 섹스 또는 애널 섹스로 쓸 수 있다. 다만, 이 체위는 애널 섹스 초보들에게는 맞지 않는다. 당신이 이제 막 애널 섹스를 처음으로 시도해보는 참이라면 다른 체위를 먼저 시도해보라.

어디서 할까 관성력은 침대, 소파, 바닥에서 가능하며, 차 뒷좌석이 충분히 크다면 차에서도 할 수 있다! 관성력 체위를 할 때 여자의 목과 등 윗부분에 무리가 갈 수 있음을 반드시 기억하고 여자가 편한지 꼭 확인하라.

필요한 도구 리버레이터 웨지가 있으면 삽입하고 자세를 유지하기가 훨씬 쉬워진다. 이 체위를 바닥에서 한다면 먼저 담요나 타월을 깔아라. 카펫에 쓸리면 아프다!

난이도 ★★★★☆

여자 만족도 ★★★☆☆ 이 체위는 목과 어깨 부근이 휘어지는 각도가 어색해서 다소 불편할 수 있다. 그러나 베개나 돌돌 만 타월 같은 적절한 지지물이 있으면 이 체위를 상당 시간 유지할 수 있을 것이다. 이 체위는 아주 깊은 삽입이 가능하며 많은 여성들이 이를 즐긴다!

남자 만족도 ★★★★★ 남자는 관성력 체위에서 거의 모든 것을 볼 수 있기 때문에 이 체위를 매우 좋아한다! 이 체위는 남자가 쇼를 즐기는 면에 있어서는 역(逆) 카우걸(49페이지 참조)만큼이나 좋다. 깊은 삽입 역시 만족감을 주며 이 방식으로 애널 섹스를 할 수 있다면 남자는 매우 기쁠 것이다.

> **더 뜨겁게…** 남자는 손으로 여자의 두 발을 잡고 삽입 각도와 여자 다리 간격을 조절할 수 있다.

어깨 받침 체위로 가능한 한 가장 깊은 삽입과 기막히게 좋은 G 스폿 자극을 느껴보라! 이 체위보다 더 깊은 삽입은 있을 수 없으며 남녀 모두 엄청난 흥분을 느낄 수 있다.

어떻게 하나 어깨 받침은 정상 체위의 또 다른 변형인데, 이 체위는 조금 더 힘들다. 여자는 반듯이 누워 두 다리를 허공으로 쭉 뻗고 남자는 무릎 꿇고 올곧게 앉아서 여자의 몸속에 페니스를 삽입한다. 이때 여자는 다리를 남자의 어깨 위에 살살 얹는다. 다리가 덜 유연한 여성들에게는 이 동작이 조금 더 어려울 수 있다. 여자들이여, 다리가 너무 당기기 시작하면 주저하지 말고 무릎을 살살 구부려라.

어디서 할까 정상 체위를 할 수 있는 곳이면 거의 어디서든 어깨 받침을 할 수 있다. 침대와 바닥, 소파, 그리고 안락의자에서도 시도해보라!

필요한 도구 없음

난이도 ★★★★★

여자 만족도 ★★★★★ 어깨 받침에서는 가장 깊은 삽입이 가능하다. 여자는 자기 몸 안에서 남자를 온전히 느낄 수 있고 남자는 여자의 A 스폿에 쉽게 접근할 수 있다. 전희와 클리토리스 자극을 많이 받으면 여자는 아주 강렬한 오르가슴에 도달할 수 있다.

남자 만족도 ★★★★★ 남자는 이 체위에서 시각적 즐거움을 맛볼 것이다! 이 체위는 남자가 지배적 역할을 하는 또 하나의 체위이고, 매우 에로틱하다. 남자는 여자의 다리나 엉덩이를 잡고 지렛대 삼아 피스톤 운동을 훨씬 깊게 할 수 있다. 여자 몸속에서 자신의 성기에 느껴지는 모든 자극들을 즐길 수 있을 것이다.

> **더 뜨겁게…** 남자에게 아주 섹시한 모습을 보여주기 위해 여자는 다리를 'V자'로 모으고 벌릴 수 있다. 이렇게 하면 남자가 자극적이고 감미로운 모든 행위를 보고 즐길 수 있다.

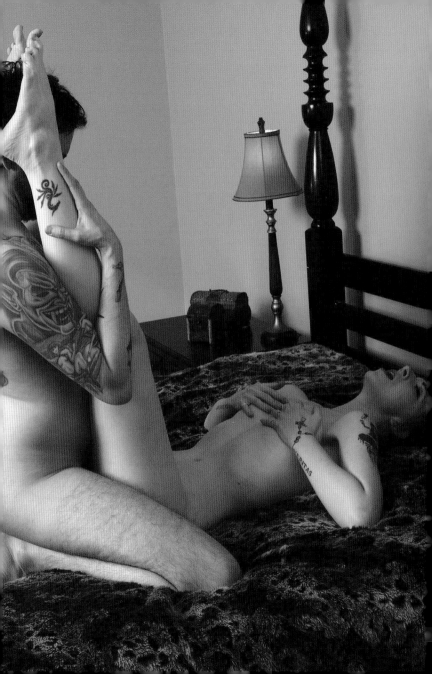

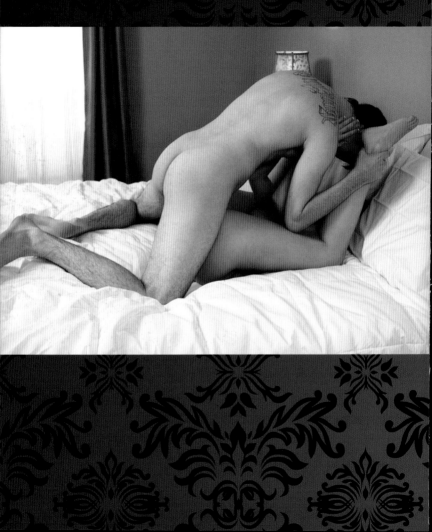

비엔나 오이스터
viennese oyster

비엔나 오이스터는 매우 재미나고 음란하며 자극적인 체위다.

어떻게 하나 여자는 반듯이 누워 두 다리를 들어 올려 머리 뒤쪽으로 넘기고 두 발목을 교차시킨다. 물론 이는 몸이 아주 유연하지 않으면 상당히 어렵다! 이 자세는 남자가 매우 쉽게 삽입할 수 있는데, 여자의 성기가 완전히 노출되기 때문이다. 남자는 자신의 체중을 여자에게 싣지 않고 자신의 양손에 실어야 한다. 두 사람 모두가 더 편하게끔 체중을 무릎에 분산시켜도 좋다.

여자가 발을 완전히 머리 뒤쪽으로 넘기기 어려워하면 남자가 여자의 다리를 아래로 눌러 발목이 머리 양옆에 놓이게 해주어도 이 체위가 완성된다(이것은 변형된 버전이다).

어디서 할까 이 체위는 여자에게 상당한 공간이 필요하다. 그러므로 아주 큰 침대가 최고의 선택이다.

필요한 도구 없음

난이도 ♛♛♛♛♛

여자 만족도 ♛★★★★ 여자가 유연하지 않을 경우 비엔나 오이스터는 즐겁기보다는 어려운 편이다. 유연한 경우라면 별점이 훨씬 높을 것이다! 남자가 삽입을 깊게 할 수 있고, 이때 삽입 각도가 G 스폿 자극을 극대화하여 상당히 강렬한 오르가슴에 이르게 해준다.

남자 만족도 ♛♛♛♛♛ 여자가 이 체위에서 많이 흥분할 수 없다는 사실이 남자에게는 불행한 일이다. 남자는 이 체위를 아주 좋아하기 때문이다. 여자가 남자의 만족을 위해 몸을 완전히 오픈하기 때문에 여자 허벅지 등의 방해 없이 페니스가 미끄러져 들어갔다 나왔다 하는 느낌이 이보다 더 좋을 수 없다.

> **더 뜨겁게⋯** 이 체위는 그 자체로 이미 매우 뜨거워서, 이렇게 몰입한 상태에서 달리 할 수 있는 건 별로 없다.

손수레
wheelbarrow

이색적인 체위를 즐기는 남자들은 분명 손수레를 아주 좋아할 것이다. 하지만 여자가 가장 좋아하는 체위 중 하나는 아닐지도 모른다. 남자가 완벽한 주도권을 쥐고 있어 남자의 손에 여자가 달려 있다! '엉덩이 보기'를 매우 좋아하는 남자들에게 이 체위는 아주 그만이다.

어떻게 하나 남자는 발을 어깨 넓이로 벌린 채 보통 때처럼 선다. 여자는 도기 스타일을 할 때처럼 네 발로 기는 자세를 취하고, 남자가 몸을 숙여 여자의 허리를 잡고 들어 올릴 수 있도록 하체를 남자 쪽으로 올려준다. 거기서 남자가 여자의 엉덩이와 자신의 엉덩이의 위치를 맞추고 '뒤에서' 여자의 몸에 삽입한다. 남자의 경우 약간의 힘이 필요하지만 그렇게 어려운 것은 아니다. 여자는 두 다리를 활짝 벌려 남자가 자신의 엉덩이와 허벅지를 잘 잡고 피스톤 운동을 할 수 있도록 한다. 여자의 양손은 여전히 바닥을 짚어 자신의 체중을 지탱한다.

어디서 할까 이 체위를 공간이 넓고 방해되는 가구가 하나도 없는 방에서 해보라. 손수레는 한 가지가 반드시 필요한데, 그것은 바로 공간이다!

필요한 도구 여자의 양손에 상처나 염증이 나지 않도록 밑에 타월이나 부드러운 담요 또는 러그를 받쳐두는 게 좋을 것이다.

난이도 ★★★★☆

여자 만족도 ★☆☆☆☆ 이 체위에서 여자를 위한 것은 많지 않다. 여자가 자세를 취하고 유지하기 힘든 체위다. 피가 머리로 쏠려 약간 어지러울 수 있어서 이 자세를 오래 유지하지 못할지도 모른다. 그러나 이색적인 체위를 즐기는 일부 여성들은 이 체위의 참신함을 분명히 좋아할 것이다.

남자 만족도 ★★★★☆ 남자는 이 체위에서 주도권을 완전히 쥐게 되고, 또 이것을 좋아한다! 뷰도 아주 좋고 서 있는 자세도 편하며 어느 모로 보나 남자에게는 아주 짜릿한 체위다.

> **더 뜨겁게…** 이 체위를 섹스 스윙에서 하면 아주 재밌다! 이것이 여자를 지지해 주어 두 사람 모두 넘어질 걱정 없이 더 격렬하게 피스톤 운동을 할 수 있다.

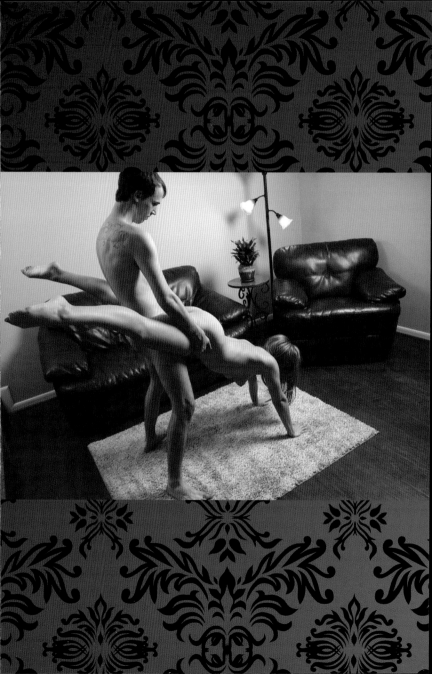

제9장 후배위 섹스 체위

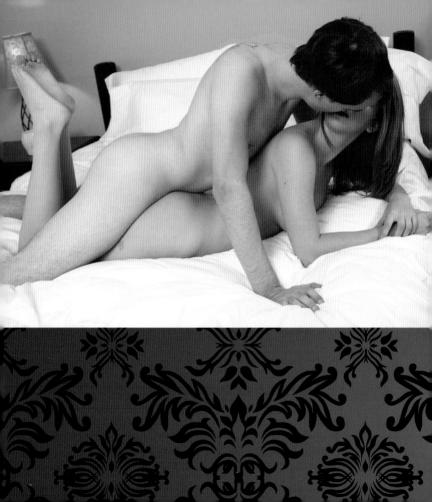

기본 후배위
basic rear entry

이 체위는 아마도 도기 스타일(187페이지 참조)을 제외하고는 후배위를 시작하기에 가장 쉬운 체위다. 남자가 피스톤 운동을 할 때, 독특한 방식으로 여자의 G 스폿을 자극할 수 있고, 여자가 다리를 오므릴수록 남자는 더 꽉 조이는 느낌을 받을 수 있다. 반드시 해봐야 할 체위다!

어떻게 하나 여자는 엎드려서 두 팔꿈치에 상체를 지탱한다. 무릎을 구부려 발이 허공을 향하게 한 채 다리를 약간 벌린다. 남자는 뒤에서 여자에게 다가가 페니스가 뒤에서 여자의 질 속으로 들어갈 수 있도록 골반을 여자 엉덩이 위에 걸친다. 남자는 자신의 체중을 무릎과 여자 상체 양쪽에 놓은 양팔에 싣는다. 후배위 체위는 항문 삽입에도 쓸 수 있다.

어디서 할까 후배위는 소파, 침대, 바닥 또는 평평한 곳 어디서건 가능하다.

필요한 도구 여자 골반 밑에 작은 베개를 놓으면 여자의 엉덩이가 올라가서 삽입 각도가 페니스가 작은 남자에게 유리하게끔 좁아진다.

난이도 ★☆☆☆☆

여자 만족도 ★★★☆☆ 후배위가 여자 G 스폿 자극에 아주 훌륭한 각도를 제공하는 반면, 남자의 페니스가 긴 편이 아니라면 여성 상위에서만큼 만족감을 많이 얻지는 못할 것이다. 다만, 남자의 페니스가 충분히 크다면 여자가 전에 느껴보지 못한 방식으로 G 스폿을 자극하게 될 것이다!

남자 만족도 ★★★★★ 이 체위는 남자에게 더 좋은 체위 중 하나다. 다만 이 체위가 다른 점은 여자의 다리가 다소 닫혀 있고 엉덩이가 꽉 조여서 질이 남자에게 훨씬 더 타이트하게 느껴진다는 것이다. 이렇게 커진 마찰감은 남자를 달나라로 보내버리기에 충분하다!

더 뜨겁게… 이 체위에서는 클리토리스 자극이 거의 제로에 가깝고, 남자는 양손에 자신의 체중을 지탱하고 있어 도와주지도 못하므로 여자가 자신의 손가락이나 총알 같이 작은 바이브레이터로 스스로 클리토리스를 자극한다면 훨씬 큰 만족감을 맛볼 수 있다.

불도그는 도기 스타일(187페이지 참조)의 독특한 해석으로 남자 다리에 더 많은 힘이 필요하지만 색다른 각도의 삽입감을 맛볼 수 있다.

어떻게 하나 여자는 도기 스타일 체위의 네 발로 기는 자세를 취하고, 남자는 뒤에서 삽입한다. 이때 남자는 체중을 무릎에 싣는 대신 사실상 발을 침대나 바닥에 디딘 채 몸을 웅크리고 무릎을 구부려 골반이 여자의 엉덩이와 일렬이 되게 한다. 이는 특히 피스톤 운동 시 남자에게 상당한 힘을 요구한다. 남자는 삽입 각도가 전통적인 도기 스타일과 많이 다르다는 것을 느낄 것이다.

어디서 할까 평평한 표면이 필요하다. 여자는 양손과 무릎으로 지탱해야 하고, 남자는 체중을 양발에 실은 채 몸을 웅크려야 할 것이다. 이 체위는 침대에서 할 수 있지만, 남자는 바닥에서 하는 것을 선호할 것이다. 바닥이 더 많은 안정감과 균형감을 주기 때문이다.

필요한 도구 불도그를 바닥에서 하기로 했다면 여자는 부드러운 담요나 타월 같이 카펫에 쓸리는 것을 막기 위한 무언가를 무릎에 받쳐야 할 것이다.

난이도 ★★★★★

여자 만족도 ★★★★★ 깊은 삽입, G 스폿 자극(클리토리스 자극 없이), 또는 애널 섹스를 즐기는 여성들에게는 불도그가 잘 맞을 것이다. 오르가슴에 이르기 위해 클리토리스 자극이 많이 필요한 여성들에게는 이 체위가 그렇게 즐겁지는 않을 것이다. 그럼에도 당신이 조금 색다른 무언가를 찾는다면, 도기 스타일의 훌륭한 해석인 이 체위를 써보라.

남자 만족도 ★★★★★ 남자는 불도그를 좋아하는데 깊은 삽입감이 아주 훌륭하기 때문이다. 그러나 그런 자세로 피스톤 운동은커녕 웅크리고 오래 버티는 것이 힘들 수 있다. 체력이 좋다면 더 쉽겠지만 이 체위를 하고난 후에는 틀림없이 허벅지가 화끈거릴 것이다!

> **더 뜨겁게…** 남녀 모두 균형을 잘 유지할 수 있다면, 여자는 이 체위에서 더 많은 것을 얻기 위해 손을 뻗어 자신의 클리토리스를 자극할 수도 있다.

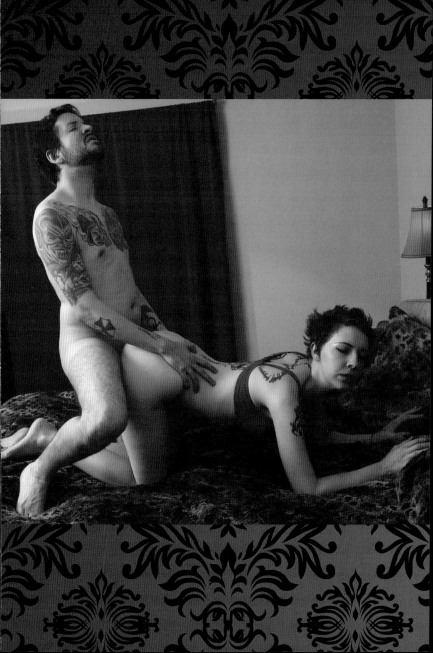

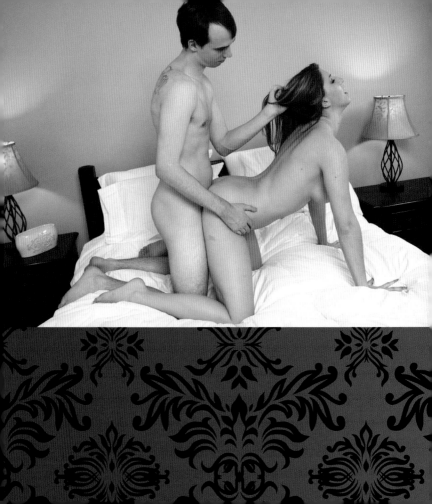

도기 스타일 doggy style

도기 스타일은 아마 정당한 이유로 후배위 중에서 가장 인기 있는 체위일 것이다! 커플들은 이 체위를 좋아하는데, 이 체위에서 여자는 매우 복종적이며 남자는 피스톤 운동을 하면서 섹스를 감상할 수 있기 때문이다. 이 체위는 옛날식의 동물적인 섹스로 아주 훌륭하다!

어떻게 하나   여자는 네 발로 기는 자세를 취하고 체중을 무릎과 손바닥에 싣는다. 남자는 뒤에서 여자에게 다가가서 양손으로 여자의 엉덩이를 잡고 바닥에 디딘 무릎에 체중을 싣는다. 이 체위는 거친 섹스에 아주 좋은 체위다. 남자는 손으로 여자 엉덩이를 잡기 때문에 더 많은 지렛대 힘을 얻게 되고, 팔로 여자를 끌어당기거나 밀어낼 수 있다. 또 이 체위는 더 깊은 삽입을 하기에도 아주 좋다.

어디서 할까   도기 스타일을 바닥을 비롯한 침대, 소파, 욕조나 샤워 부스 또는 충분한 공간이 있는 평평한 곳에서 시도해보라.

필요한 도구   남녀 모두 무릎에 댈 패드 같은 것이 필요하다.

난이도   🏠★★★★

여자 만족도   🏠🏠🏠★★   도기 스타일은 삽입을 깊게 하기에 아주 좋은 체위다. 다만 G 스폿 자극은 그리 잘 되지 않는다. 그러나 여자가 거친 섹스와 이런 식으로 지배당하는 것을 즐긴다면 도기 스타일을 아주 좋아할 것이다.

남자 만족도   🏠🏠🏠🏠🏠   도기 스타일은 남자들이 가장 좋아하는 체위 중 하나인데, 많은 남성들이 이런 식으로 여자를 지배하는 것을 즐기기 때문이다. 섹스 내내 여자의 뒷모습은 물론이고 섹스 행위를 전부 지켜볼 수 있다.

> **더 뜨겁게…**   여자는 클리토리스가 자극을 받지 않는다면 이 체위에서 많은 것을 얻지는 못할 것이다. 그러므로 남자가 손을 뻗어 클리토리스를 자극하거나, 여자가 자신의 손가락 또는 바이브레이터로 스스로 자극할 수도 있다. 이는 도기 스타일을 여자에게 훨씬 만족스럽게 만든다! 이 체위를 아주 음란하게 만들기 위해 여자가 팔꿈치와 팔뚝으로 바닥 또는 침대를 짚어 엉덩이가 훨씬 더 높아지게 만든다면 연인이 아주 좋아할 것이다!

소화전
fire hydrant

소화전은 재미있는 후배위 체위로 남자와 여자 안에 있는 동물적인 면을 끄집어낼 것이다! 이 체위는 하기 쉬울 뿐만 아니라 아주 섹시하다. 도기 스타일의 단순한 변형으로 소화전에 '오줌 싸는' 개를 흉내 내는 자세라 이런 이름이 붙었다. 이 자세는 더 깊은 삽입이 가능하며 두 사람 다 클리토리스에 접근할 수 있다.

어떻게 하나 소화전은 전통적인 도기 스타일 체위로 시작한다. 여자는 네 발로 기는 자세를 취하고 남자는 뒤에서 삽입한다. 거기서 여자가 한쪽 다리를 들어 남자의 엉덩이에 걸면 되는 것이다.

어디서 할까 소화전은 도기 스타일을 할 수 있는 장소면 어디서든 가능하다!

필요한 도구 침대나 다른 편한 장소에서 섹스를 하지 않는다면 남녀 모두 무릎을 보호하기 위해 부드러운 담요가 필요하다.

난이도 ★☆☆☆☆

여자 만족도 ★★★☆☆ 클리토리스 자극이 많이 되지는 않지만 G 스폿 접근성이 아주 좋고, 또 삽입이 깊게 이루어진다면 A 스폿 자극까지도 가능하다.

남자 만족도 ★★★★☆ 남자는 이 체위의 동물적인 느낌을 좋아한다. 피스톤 운동을 하면서 여자를 자기 쪽으로 끌어당길 수 있다. 또 여자의 다리가 자신을 감고 있는 느낌이 아주 좋고, 리듬을 타면서 손을 뻗어 여자의 클리토리스와 음순을 자극할 수도 있다.

더 뜨겁게… 큰 거울이 있다면 거울을 바닥에 설치하고 그 위에서 섹스를 해보라. 소화전은 여자가 다리를 위쪽으로 벌리기 때문에 아주 멋진 장면을 볼 수 있다.

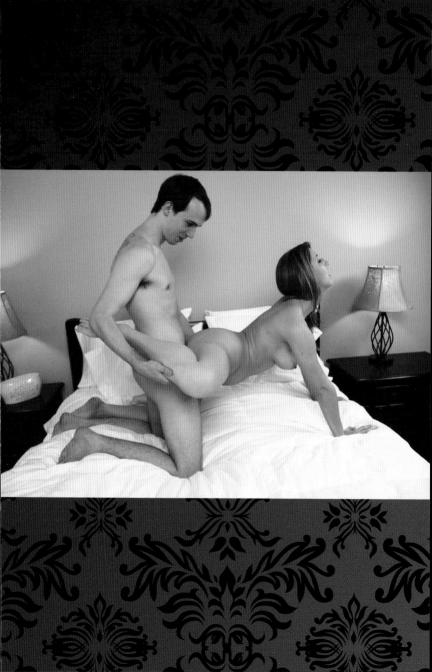

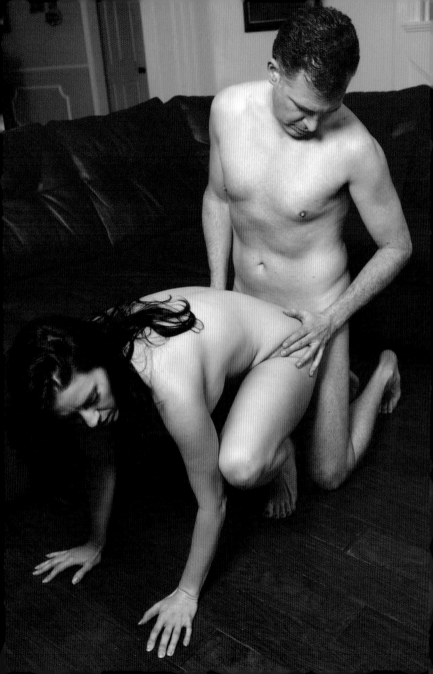

개구리 뛰기
frog leap

개구리 뛰기 체위는 도기 스타일의 아주 음란한 변형으로, 남자가 여자에게 완벽히 접근할 수 있고 아주 깊은 삽입이 가능하다. 자극적이다!

어떻게 하나 개구리 뛰기라는 이름은 피스톤 운동을 위해 여자가 취하는 자세에서 따온 것이다. 여자는 무릎을 구부린 채 양손과 양발로 바닥을 짚는다. 흡사 등 짚고 뛰어넘기라는 아이들 놀이의 준비자세와 같다. 남자는 전통적인 도기 스타일을 할 때처럼 여자 뒤에 무릎 꿇고 앉아 여자의 엉덩이를 붙잡고 피스톤 운동을 한다. 이 자세는 남녀 모두에게 깊은 삽입감과 새로운 느낌을 준다.

어디서 할까 개구리 뛰기를 하기에는 바닥이 최적의 장소일 것이다. 여자가 균형을 유지하기 위해서는 탄력성이 많이 없는 딱딱한 표면이 필요하기 때문이다.

필요한 도구 남자의 무릎에 받칠 베개가 필요할 것이고, 카펫에서 할 때는 항상 부드럽고 큰 담요가 있으면 좋다.

난이도 ★★★★★

여자 만족도 ★★★★★ 개구리 뛰기는 여자가 날씬한 편이 아니고 다리에 힘이 많이 없다면 자세를 취하고 유지하기 힘든 체위다.

남자 만족도 ★★★★★ 남자는 개구리 뛰기에서 주도권을 가지는 즐거움을 맛볼 수 있고, 하는 일이 일반적으로 도기 스타일 체위에서 하는 것과 별반 다르지 않아서 편하다. 그리고 특히 가슴보다 엉덩이를 좋아하거나 애널 섹스를 즐긴다면 시각적인 즐거움도 맛볼 수 있을 것이다.

더 뜨겁게… 여자에게 침대 머리판을 붙잡게 한 다음 침대 위에서 이 체위를 하거나, 여자가 붙잡을 수 있는 난간이 있는 층계에서 해보라. 이는 여자를 지탱하는 데 도움이 되고 이 동작을 아주 뜨겁게 만들 것이다!

이색적인 섹스 체위를 좋아한다면, 메뚜기는 적어도 한 번은 해보고 싶을 체위임이 틀림없다.

어떻게 하나 여자는 다리를 쭉 뻗고 엎드린다. 몸통을 두 팔에 의지해 들어올리거나, 원한다면 베개를 베고 누워도 된다. 이 체위는 경마기수 체위(207페이지 참조)처럼 남자가 모든 동작을 도맡아 하지만 삽입 각도 때문에 조금 힘이 더 든다. 남자는 여자의 엉덩이 바로 밑 부분 허벅지에 앉아 삽입을 위해 페니스를 아래로 구부린다. 다리를 벌리고 각 발을 여자의 허리 양옆에 놓고, 양손은 뒤쪽에 있는 여자의 발 옆을 짚어 체중을 지탱한다. 메뚜기 체위를 시도하기 전에 남자의 페니스가 완전히 발기된 상태여야 할 것이다. 말랑하거나 약간 말랑한 상태에서는 삽입이 잘 이루어지지 않는다.

경고 이 체위를 할 때는 천천히 하라. 삽입 각도가 너무 불편하거나 아프다면 즉시 멈추라!

어디서 할까 아마도 침대가 가장 좋을 것이다. 삽입 각도와 이 체위를 제대로 해내려는 데 모든 정신이 집중되기 때문에 다른 세부적인 걱정거리들을 원치 않을 것이다.

필요한 도구 여자가 두 팔에 몸통을 의지하지 않는 경우에는 머리에 받칠 베개가 필요하지만 반드시 필요한 건 아니다.

난이도 ✪✩✩✩✩

여자 만족도 ✪★★★★ 남자의 페니스가 평소와는 다른 각도로 휘어지기 때문에, 여자는 G 스폿 자극을 많이 받지는 못할 것이다. 그러나 이 체위에서 남자는 피스톤 운동 기술에 애를 쓰는 반면, 여자는 편하게 있을 수 있다.

남자 만족도 ✪★★★★ 페니스의 각도가 이상해서 많은 남성들에게 이 체위는 불편할 것이다. 또 피스톤 운동을 어떻게 해야 하는지 파악하기도 힘들 것이다. 메뚜기 체위는 그저 참신할 뿐이다.

> **더 뜨겁게…** 이 체위를 더 뜨겁게 만들려고 하지 마라. 자세를 제대로 취하고 실제로 피스톤 운동을 할 수 있다면 그걸로 된 것이다.

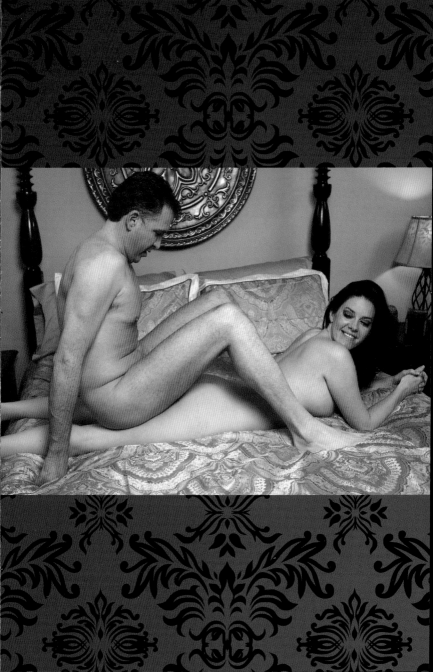

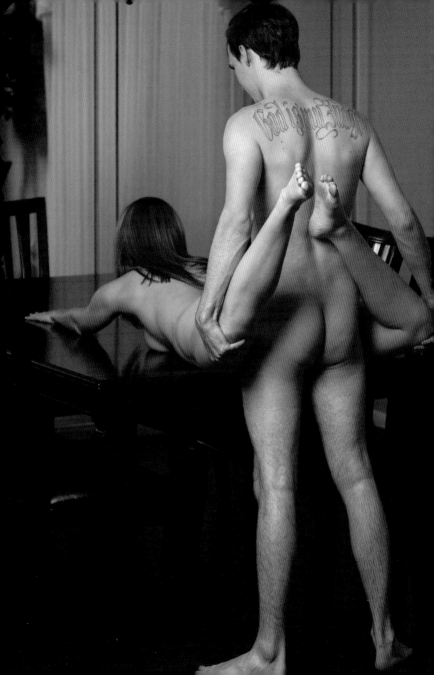

구명 뗏목
life raft

구명 뗏목은 상당히 쉽지만 자극적인 도기 스타일의 변형이고, 특히 남자에게 즐겁다. 이 체위가 당신이 가장 좋아하는 체위 중 하나가 되든지 아니든지 간에 반드시 해봐야 한다.

어떻게 하나 여자는 테이블이나 책상 또는 침대 가장자리에 엎드려서 무릎을 구부리고 어깨 넓이보다 약간 더 넓게 다리를 벌린다. 뒤에서 남자가 다가가서 여자의 무릎을 들어 올려 자신의 엉덩이에 걸쳐 삽입할 수 있는 자세를 취한다. 삽입을 먼저 하고 그다음에 여자의 다리를 자신의 엉덩이에 두르는 것이 더 쉬울 것이다. 여자는 남자가 피스톤 운동을 하는 동안 계속 다리를 남자의 몸에 감고 있는다.

어디서 할까 구명 뗏목 체위는 침대나 엉덩이 높이 정도 되는 책상 또는 테이블이 필요하다.

필요한 도구 책상이나 테이블에서 한다면 담요나 두꺼운 타월을 사용할 것을 추천한다. 여자가 훨씬 더 편안함을 느낄 것이다.

난이도 ★☆☆☆☆

여자 만족도 ★☆☆☆☆ 여자는 구명 뗏목 체위 자체에서는 많은 것을 얻지 못할 것이다. 성교 도중 더 큰 만족감을 위해 손을 아래로 뻗어 클리토리스를 자극할 수도 있겠지만, 후배위나 애널 섹스를 아주 좋아하는 게 아니라면 이 체위는 좋아하는 섹스 리스트의 상위에 들지 못할 것이다. 그러나 이 체위는 남자가 여자 다리를 잡아줘서 여자가 상당히 편하므로 대부분의 여성들이 어렵지 않게 남자를 위해 한 번쯤 시도해볼 수 있다.

남자 만족도 ★★★☆☆ 이 체위는 '엉덩이를 좋아하는 남자들'에게 아주 좋은 체위지만 여자의 다리를 들고서 동시에 피스톤 운동을 하는 것이 조금은 힘이 들 수도 있다. 그럼에도 삽입 각도와 여자가 단지 자신을 위해 다리를 벌리고 있다는 사실이 즐거움을 준다.

> **더 뜨겁게…** 삽입 각도가 더 나아지도록 베개 또는 타월을 말아서 여자 엉덩이 밑에 받쳐라.

거북이는 도기 스타일의 간단한 변형으로 오랫동안 사랑받아온 체위에 약간의 흥취를 더해준 것이다. 남자는 이 체위에서 주도권을 쥐는 즐거움과 여자의 복종적인 모습을 즐길 수 있다.

어떻게 하나 여자는 무릎에 체중을 싣고 몸을 반으로 접은 다음, 이마를 최대한 무릎에 가까이 가져간다. 가슴은 허벅지 위에 놓이게 되고 여자의 모습이 흡사 거북이 같아 보일 것이다. 그래서 거북이라는 이름이 붙었다. 남자는 거의 전통적인 도기 스타일과 비슷하게 뒤에서 다리를 여자의 양쪽으로 벌리고 삽입한다. 이 체위는 자세를 취하고 유지하기 쉬우며, 당신이 새로운 무언가를 찾고 있다면 오래 사랑받아온 체위의 간단한 변형인 이 체위를 써보라.

어디서 할까 바닥이나 침대처럼 널찍한 공간이 있는 평평한 면에서 해야 한다. 소파나 차 뒷좌석은 남자가 두 다리를 벌려야 하기 때문에 적절하지 않다.

필요한 도구 여자 무릎에 받칠 베개와 바닥에서 할 경우에는 담요가 필요하다.

난이도 ★★★★

여자 만족도 ★★★★ 거북이는 G 스폿 자극이 상당히 잘 됨에도 불구하고 여자가 가장 좋아하는 체위는 아니다. 여자는 클리토리스 자극과 남자와의 대면접촉이 없으면 사실상 오르가슴에 도달하기 어렵다.

남자 만족도 ★★★★★ 비록 이 체위가 도기 스타일의 재미있는 변형이고 남자는 여자의 복종적인 모습을 즐기지만, 여기서는 여자의 등을 제외하고는 볼거리가 그리 많지 않다. 시도하기 흥미로운 체위지만 남자에게도 언제나 사랑받는 체위가 되지는 않을 것이다.

더 뜨겁게… 당신이 조금이라도 BDSM을 좋아한다면, 이 체위에 약간의 구속을 첨가해도 재미있을 것이다. 이 체위를 아주 복종적으로 바꾸기 위해 여자의 두 손을 두 발목에 묶을 수 있다.

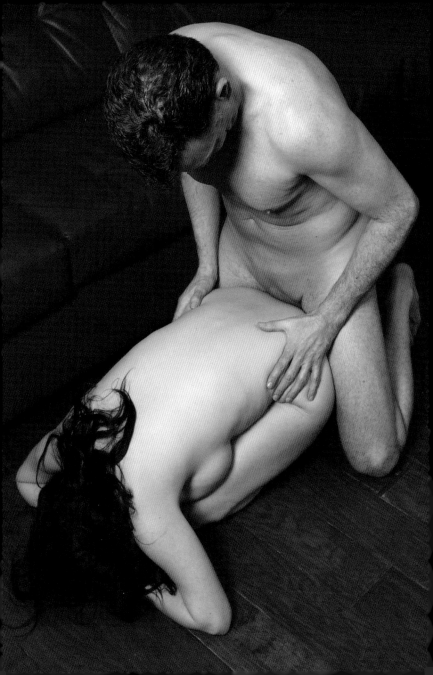

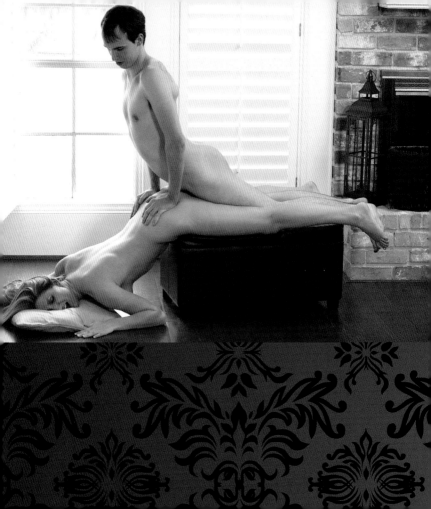

요가 지도자 yoga master

체력이 좋은 남자에게는 요가 지도자가 이색적인 후배위 체위가 되어줄 것이다. 아주 모험적인 커플들에게 딱 적절한 체위다.

어떻게 하나 여자는 엉덩이가 침대 가장자리에 위치하고 상체가 침대 밖에 매달리게끔 엎드린다. 이때 두 손과 머리는 바닥에 대고, 남자가 뒤에서 여자 위에 올라탄다. 여자는 다리를 오므린 채 쭉 뻗고, 남자도 마찬가지로 오므린 채 쭉 뻗어 여자의 다리와 나란히 놓는다. 남자가 뒤에서 삽입을 하고 두 손에 의지해 몸을 아치 모양으로 젖혀 올린 채 피스톤 운동을 한다. 상당히 하기 힘든 자세지만 매우 이색적인 섹스를 즐기는 커플들이라면 하고 난 뒤 매우 큰 보람을 느낄 것이다.

어디서 할까 침대(또는 사진에 있는 오토만)에서 해야 하는 체위다. 고작 침대의 가장자리를 사용할 뿐이지만, 그 밖의 다른 곳에서는 할 수 없다.

필요한 도구 여자는 머리가 바닥에 놓이게 되면 분명히 베개를 원할 것이다!

난이도 ☆☆☆☆☆

여자 만족도 ☆★★★★ 여자는 남자만큼 요가 지도자를 좋아하지 않을지도 모른다. 후배위나 항문 삽입을 아주 즐기는 경우가 아니라면 이 체위에 여자를 위한 것은 거의 없기 때문이다. 클리토리스가 숨겨져 있어서 남녀 중 누구도 손을 뻗어서 자극할 수 없다. 또한 남녀 다리의 위치상 특히 남자의 페니스가 더 작은 경우에는 깊게 삽입할 수 없다. 단, 여자가 이색적인 체위를 즐긴다면 이 체위의 독특함을 좋아할 것이다.

남자 만족도 ☆☆☆★★ 남자에게는 요가 지도자가 몹시 힘이 들지만 모험심이 강하다면 이 체위의 독특함과 이색적임을 좋아할 것이다. 단, 팔 힘이 세고 몸이 유연하면 이 체위를 하는 데 많은 어려움을 겪지 않겠지만 피스톤 운동을 완벽하게 하기는 다소 어려울 수 있다.

> **더 뜨겁게…** 일단 처음에는 리버레이터 웨지로 기본 후배위를 써서 이 체위를 연습하라. 또 남자가 선 채 여자의 몸을 소파나 의자 뒤로 굽혀서 해도 비슷한 효과를 얻을 수 있다.

제10장 50가지 자극

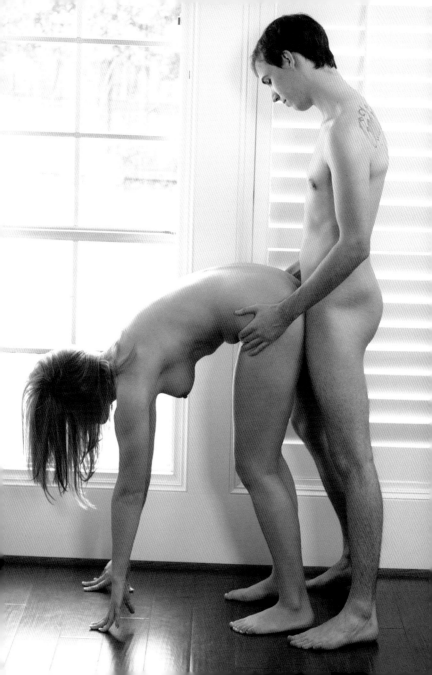

벤 도버는 그 이름에 딱 걸맞은 체위다! 여자가 몸을 구부리고 남자는 삽입한다.

어떻게 하나 남자가 다리를 약간 벌리고 서면, 여자는 등을 돌리고 그 앞에 선다. 이때 여자는 몸을 최대한 구부리는데 다리는 가능한 한 쭉 편다. 이 체위는 여자 몸이 유연한 경우가 아니라면 항상 쉬운 건 아니므로 무릎을 약간 구부려도 괜찮다. 남자는 여자의 엉덩이를 잡고 피스톤 운동을 하는데, 삽입이 상당히 깊게 이루어질 수 있으니 처음에는 천천히 한다.

키 차이가 많이 나는 커플들의 경우, 키가 큰 사람이 상대와 엉덩이의 위치가 같아지도록 다리를 벌린다. 계단에서 해도 도움이 될 것이다. 붙잡을 것이 있어야 한다는 것만 명심하라!

어디서 할까 두 사람 모두 서 있기 때문에 넓은 공간은 필요하지 않고 옷을 다 벗을 필요도 없다! 백화점 탈의실이나 파티장 화장실에서 시도해보라!

필요한 도구 없음

난이도 ★☆☆☆☆

여자 만족도 ★☆☆☆☆ 이 체위는 여자에게 아무런 클리토리스 자극도 주지 못하지만, 깊은 삽입을 아주 즐길 뿐 아니라 섹스에서 복종적이고 무력한 느낌을 즐기는 여성들은 이 체위를 좋아하는 섹스 리스트에 추가하게 될 것이다.

남자 만족도 ★★★★★ 남자는 이 체위에서 여자를 주도하고 지배하는 느낌을 좋아한다. 시각적으로도 즐거우며 깊은 삽입감도 맛볼 수 있다. 그야말로 남자가 이 체위에서 좋아하지 않을 점은 아무것도 없다!

더 뜨겁게… 벤 도버는 남자가 지배적인 역할을 맡는 시나리오로 사용하기 좋은 체위다. 남자는 섹스를 음란하게 만들기 위해 피스톤 운동을 깊숙이 하고, 더러운 말들을 하며, 여자의 엉덩이를 때릴 수 있다.

보스의 의자 boss's chair

남자가 오럴 섹스에서 주도권을 쥐고 싶어 한다면, 이 체위가 가장 적합한 체위 중 하나다! 여자에게는 이 체위가 아주 섹시한 형태의 복종이다.

어떻게 하나 남자는 소파나 침대 가장자리 또는 의자에 앉고, 여자는 그 앞에 무릎을 꿇고 오럴 섹스를 하기 위해 몸을 숙인다. 이 체위는 남자가 모든 과정을 지켜보기 아주 좋은 체위다!

어디서 할까 이 체위에 이상적인 장소는 아무래도 남자의 사무실 의자다. 여자가 사무실 책상 아래 들어가서 한다면 특히 화끈하다!

필요한 도구 여자의 무릎이나 엉덩이를 위한 베개를 준비하라(여자가 앉는 것을 선호하는 경우).

난이도 ★★★★

여자 만족도 ★★★★ 이 체위는 여자가 무릎을 꿇고 하면 분명히 목에 쥐가 날 것이다. 남자 쪽으로 몸을 숙일 때 목이 이상한 각도로 꺾여서 오랜 시간 자세를 유지하기 어려울지도 모른다. 그러나 이는 쉽게 바로잡을 수 있는데, 남자 앞에 무릎을 꿇고 앉는 대신 가부좌 자세로 앉으면 되는 것이다. 이렇게 하면 여자의 얼굴과 머리의 높이가 남자의 성기와 같아져서(당신이 사용하고 있는 침대나 소파, 의자의 높이에 따라 다르다) 목을 그렇게 많이 구부리지 않아도 된다.

남자 만족도 ★★★★★ 이 체위는 남자가 사랑하는 또 하나의 오럴 섹스 체위다. 남성들이 이 체위에서 가장 좋아하는 점은 이 체위가 편할 뿐 아니라 똑바로 앉아서 여자가 오럴 섹스 하는 모습을 보기에 좋다는 것이다. 여자들이여, 당신이 성기를 빼는 모습을 남자가 정말로 볼 수 있도록 긴 머리를 뒤로 묶어라. 머리가 당신 얼굴을 가리고 있다면 남자는 못생긴 사람이 대신 오럴 섹스를 해주고 있다고 생각할지도 모른다.

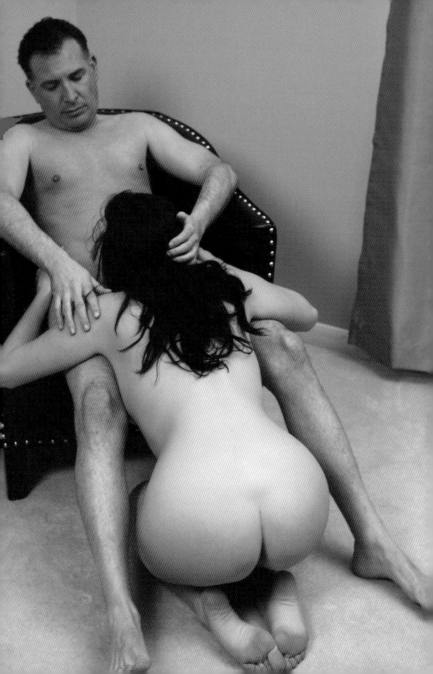

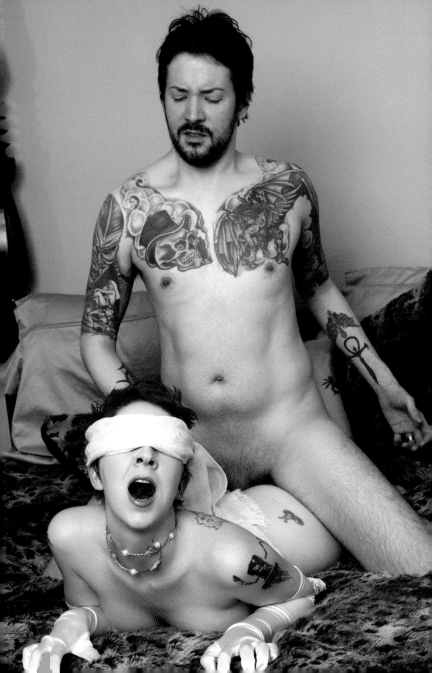

경마기수
jockey

경마기수 체위는 뒤에서 삽입하는 질 섹스와 애널 섹스로 오래도록 사랑받아 왔다. 이 체위는 재미있고 남녀 모두에게 편한 체위다. 어떻게 하든지 여자 다리가 아주 타이트한 삽입이 가능하도록 위치해서 남녀 모두에게 자극적이다.

어떻게 하나 이 체위는 습득하기 상당히 쉽고 특히 여자에게 편하다. 여자가 할 일은 다리를 모은 채 엎드리는 것뿐이고, 나머지는 남자가 다 한다. 남자는 여자 엉덩이 양쪽으로 다리를 벌려 무릎을 꿇고 여자 위에 올라앉아 양손으로 여자의 어깨를 짚는다. 이것이 이 체위에 경마기수라는 이름이 붙은 부분적인 이유다. 경주마를 타고 있는 경마기수 자세처럼 보인다.

어디서 할까 이 체위는 침대에서 하면 좋은 체위다. 침대에서 하면 여자에게 훨씬 편하기 때문이다. 하지만 소파나 바닥 또는 눕기 충분한 공간이 있는 다른 곳에서도 할 수 있다.

필요한 도구 여자의 머리에 받칠 베개가 있으면 좋지만 반드시 필요한 건 아니다.

난이도 ★★★★★

여자 만족도 ★★★★★ 경마기수는 여자가 자세를 취하고 유지하기 아주 편하지만 오르가슴 면에서는 여자에게 그다지 많은 것을 해주진 못한다. 엎드려 있어서 클리토리스에 아무 자극도 가해지지 않으며, 뒤에서 삽입하는 질 섹스나 애널 섹스를 좋아하는 게 아니라면 이 체위는 남자를 위해서 하는 것이다.

남자 만족도 ★★★★★ 이 체위에서 남자는 주도권을 쥐는 즐거움을 맛볼 수 있고, '엉덩이를 좋아하는 남자'라면 이 체위를 훨씬 더 좋아할 것이다. 여자의 두 다리가 모아져서 생기는 타이트함 역시 남자에게 큰 이점이다!

> **더 뜨겁게…** 여자는 자신의 더 큰 즐거움을 위해 섹스 도중 자신의 클리토리스를 자극할 수 있다. 클리토리스 바이브레이터 같은 섹스 토이를 사용해도 좋다.

정상 체위의 변형
missionary with a twist

이 체위는 기본 정상 체위의 음란한 변형이다. 여자의 두 손(또는 두 발)을 침대에 묶거나, 어떤 식으로든 그냥 구속하는 것이다.

어떻게 하나 전통적인 정상 체위는 보통 '남성 상위'라고도 한다. 남자가 반듯이 누워 있는 여자 위에서 지배적인 자세를 취한다. 여자는 남자가 피스톤 운동을 할 수 있도록 다리를 충분히 벌린다. 이때 다리를 들어 올리거나 남자 어깨 위에 걸치지는 않는다. 여자도 피스톤 운동을 약간 할 수는 있지만 주로 하는 것은 남자다. 정상 체위는 여자가 매우 수동적인 체위이기 때문에 남자가 여자를 정신적·육체적으로 정복하는 데 많은 노력이 들지 않는다. 여자의 손과 발을 묶어두면 지배하는 느낌이 배가 된다.

어디서 할까 침대가 최고의 장소다.

필요한 도구 여자를 침대에 묶기 위한 부드러운 밧줄 또는 실크 넥타이

난이도 ★☆☆☆☆

여자 만족도 ★★★★☆ 기본 정상 체위가 지루할 수 있다는 것은 전혀 과장이 아니다. 하지만 이 '변형'이 정상 체위를 아주 뜨겁게 만들어준다!

남자 만족도 ★★★★★ 지배적인 남자라면 이 체위를 사랑할 것이다. 좀 더 소심한 남자라면 이 체위에 어쩔 줄 몰라 할지도 모른다.

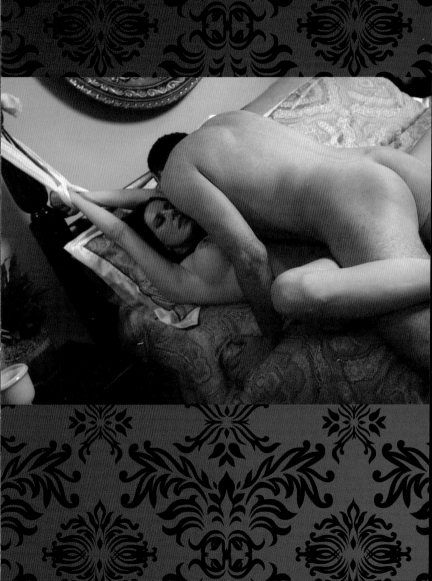

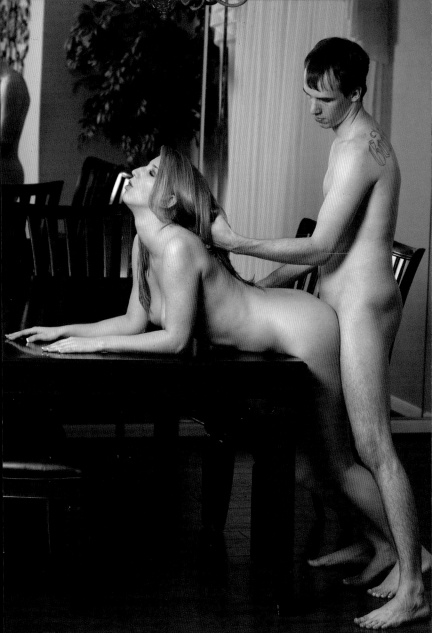

책상 위에서 체위는 서서 하는 도기(135페이지 참조) 체위를 변태적으로 변형한 것이다. 이 체위에서 여자는 책상이나 테이블 위로 몸을 굽히고 부드럽게 제압당함으로써 약간의 가벼운 구속감이 더해진다.

어떻게 하나 여자는 남자에게 등을 지고 서서 책상이나 테이블, 또는 높이가 있는 다른 표면 위에 상체를 엎드린다. 남자는 여자 뒤에 서서 여자 몸에 삽입한다. 매우 간단하지만 아주 깊은 삽입이 가능하고 남녀 모두에게 강렬한 쾌감을 준다.

어디서 할까 여자가 위에 엎드릴 수 있는 물체만 있다면 어디서든 이 체위를 해보라. 테이블, 책상, 차 또는 조리대 모두 좋은 선택이다.

필요한 도구 평평한 표면이 필요하고, 추가로 눈가리개나 수갑 또는 실크 넥타이가 있으면 기쁨이 배가될 수 있다.

난이도 ★★★★

여자 만족도 ★★★★★ 지배당하는 것과 깊은 삽입, 그리고 A 스폿 자극을 좋아하는 여성들은 책상 위에서 하는 체위에서 많은 것을 얻을 것이다. 좀 더 소심하거나, 섹스 도중 클리토리스 자극을 많이 받는 것을 선호하는 여성들은 이 체위를 그다지 좋아하지 않을 것이다.

남자 만족도 ★★★★★ 남자는 여자를 통제하기를 좋아하며, 그보다 더 많이는 아닐지라도 서서 하는 도기 체위도 그만큼 좋아한다. 남자는 여자가 오직 자신을 위해 몸을 구부리고 있는 모습을 보기 좋아하며, 여자의 엉덩이를 잡고 그녀의 몸속으로 깊게 피스톤 운동하기를 좋아한다. 남자는 이 체위에서 주도권을 완벽히 가지게 되며, 삽입 각도가 페니스 전체를 쉽게 삽입하기에 좋다. 이 체위는 남자에게는 반드시 해봐야 할 체위다!

> **더 뜨겁게…** 이 체위에서 변태적인 면을 더 강화하기 위해 남자는 여자의 다리가 벌어진 상태로 유지되도록 스프레더 바(Spreader Bar)를 사용할 수 있다.

섹스를 자연스럽게 만드는
네 가지 방법

섹스를 자연스럽게 만드는 네 가지 방법

오래된 커플들은 매주 같은 날, 오래되고 지루한 똑같은 섹스를 하는 덫에 빠지기 쉽다. 당신의 성생활을 이 톱니바퀴 같은 틀에서 꺼내고 싶다면 여기 섹스를 더 자연스럽게 만들어줄 몇 가지 방법이 있다.

1. 스케줄을 버려라

너무나 많은 커플들이 섹스 스케줄에 의지함으로써 성생활의 수준을 뚝 떨어뜨린다. 당신이 항상 매주 토요일 아침 8시에 섹스를 한다는 것을 인지했다면, 지금이 아마 그 스케줄을 버려야 할 때다. 스케줄을 정해놓고 섹스를 하면 흥분에 방해될 뿐 아니라 친밀감도 덜 생기기 마련이다. 연인 관계가 동업자 관계가 되고, 섹스를 하는 정해진 날이 있다는 것은 섹스를 정신적 교감이라기보다는 일로 보게 만들 수 있다. 당신의 성생활에서 절대로 시간표를 따르지 않겠다는 의식적인 결심을 하라.

2. 콘돔은 항상 착용하라

커플들이 자연스러운 섹스를 할 수 없는 가장 큰 이유 중 하나는 피임 문제와 관련이 있다. 당신의 성생활을 더 자연스럽게 만들기 위해 스스로 노력하고 있다면, 항상 적절한 피임을 하는 것은 임신과 성병을 예방하는 데 도움이 될 것이다. 또한 당신은 '언제나 준비된' 태도를 상대에게 보여줄 수 있을 것이다. 여자들이여, 때가 왔을 때 숨겨 두었던 콘돔을 꺼냄으로써 남자를 놀라게 해주자.

3. 서로의 판타지를 파악하라

무엇이 상대를 흥분시키는지 알면 재미없는 섹스 생활에 빠지게 되는 것을 쉽게 피할 수 있다. 반드시 서로의 판타지를 공유하여 당신의 애정 생활에 자연스럽게 풍미를 더하라. 눈 깜짝할 사이 기회가 찾아와도 당신은 그런 판타지의 설렘을 느끼기 시작할 것이다.

가령 당신의 남자 친구에게 롤 플레이 판타지가 있다고 해보자. 그러면 당신은 섹시한 여성 사업가 복장을 할 수도 있는 것이다. 이는 남자의 욕망을 지배하고 당신의 성생활을 조금 더 특별하게 할 수 있는 훌륭한 기회다. 또한 서로의 판타지를 공유할 때, 남자는 여자를 즉흥적인 섹스로 초대할 수 있을 것이다.

당신의 여자 친구에게는 정비공이 덮치는 판타지가 있다고 해보자. 어느 날 당신이 차를 수리하고 있는데, 여자가 갑자기 흥분하는 것이다. 판타지를 서로 공유하라. 당신의 성생활이 성공적일 것이다.

4. 주중에 밤 데이트를 하라

보통 밤 데이트는 금요일이나 토요일 밤에 한다. 조금 변화를 주어 밤 데이트를 주중에 해보는 게 어떤가? 화요일이나 수요일, 심지어는 월요일 밤에 불시에 만나 밤 데이트를 한다면 약간은 다른 무언가를 더 맛볼 수 있을 것이다.

바에서 만나 서로 처음 만나는 척을 해보는 것도 재미있는 데이트가 될 수 있다. 더 자연스러워지도록 상대가 당신을 유혹하게 해보라.

오늘밤 시도해볼 새로운
여섯 가지 섹스 팁

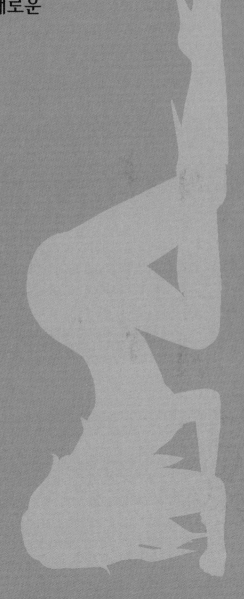

오늘밤 시도해볼 새로운 여섯 가지 섹스 팁

당신이 똑같은 정상 체위 스타일에 점점 지루함을 느끼거나, 아니면 이미 멋진 성생활을 더 발전시키고 싶을 때 다음의 섹스 팁들이 해결책이 되어줄 것이다.

1. 롤 플레이

롤 플레이는 모든 사람을 위한 것은 아니다. 많은 남성과 여성들이 의상을 입거나 즉흥적으로 섹시한 대화를 하는 것을 당황스러워 한다. 당신과 당신의 파트너가 이것을 편하게 생각한다면, 롤 플레이가 당신의 성생활에 약간은 새로운 변태적 요소를 추가해줄 아주 좋은 방법이 될 수 있다. 롤 플레이의 가장 일반적인 형태는 한 명은 지배적 역할을, 다른 한 명은 복종하는 역할을 하는 것이다.

롤 플레이를 시작하기 전에 항상 누가 지배적인 역할을 하고 누가 복종하는 역할을 맡을 것인지 결정해야 한다. 롤 플레이 도중에 역할을 바꾸는 것도 괜찮다. 중요한 것은 결국엔 남녀 모두 만족할 수 있는 좋은 균형을 찾는 것이다.

2. 장애물 설치하기

이것은 보통 픽업 아티스트 커뮤니티에서 발견되는 것이지만 커플에게도 효과가 있다. 장애물은 기본적으로 성적 긴장감을 높이는 데 사용된다. 픽업 아티스트들은 다양한 기술(예를 들어, 레스토랑에서 여자에게 더러운 말을 하거나 나이트클럽에서 여자를 흥분시키기)로 섹스를 할 수 없는 장소에서 성적 긴장감을 높인다.

연인과 외식을 하러 가서 장애물을 유리하게 이용해보라. 성적 긴장감을 높여서 집에 도착할 때까지 기다릴 수 없도록 하라.

3. 지배권 바꾸기

많은 남자와 여자들이 침실에서 지배적이거나 혹은 복종적이길 원한다. 당신이 적당한 것에서 벗어나 색다른 것을 경험할 수 있는 가장 좋은 방법은 지배권을 뒤바꾸는 것이다. 항상 둘 중 한 명만 지배적인 위치를 차지하지 말고 조절하라.

당신이 항상 주도권을 쥐는 사람이라면 복종도 해보라. 섹스 도중 역할을 바꿔보라. 이는 성적 긴장감을 높여줄 뿐만 아니라 아주 재미있는 실험 환경을 만들어줄 것이다. 이는 또 당신으로 하여금 주도권을 쥐거나 놓는 새롭고 창의적인 방식을 경험하게 한다.

4. 섹스 토이 사용하기

섹스 토이를 아직 사용해 본 적이 없다면 한 번 써보라. 성인용품점에 함께 가서 여자친구를 위해 작은 바이브레이터나 딜도를 사라. 또한 당신은 남근에 끼우는 보석이나 진동 콘돔을 테스트해보고 싶어질지도 모른다. 섹스 토이는 당신의 성생활을 대신하는 것이 아니라 향상시켜줄 것이다.

수많은 커플들이 섹스 토이를 '부정행위' 또는 '책임을 회피하기 위한 변명'의 한 형태라고 생각한다. 단지 당신이 바이브레이터로 아주 강렬한 오르가슴을 느낀다고 해서 당신의 남자가 좋은 연인이 아니라는 뜻은 아니다. 섹스를 시작하거나 오르가슴의 다음 단계로 넘어가기 위해 섹스 토이를 사용해보라.

5. 걱정 없애기

아이, 일, 가사, 또는 당신 삶의 그 밖의 요소들로 인한 압박으로, 때로 당신은 섹스를 하고 싶다는 생각이 들지 않을 수도 있다. 섹스는 즐기는 것이라는 사실을 기억하라. 성생활에 집중할 수 있도록 당신 삶에서 걱정들을 몰아내라.

6. 전희를 두 배로

멋진 섹스를 위해서는 전희가 반드시 필요하다. 비밀은 아니지만 수많은 남성과 여성들이, 특히 오래된 연인들이 그것을 잊는 경향이 있다. 일반적으로 전희에 쓰는 시간의 두 배로 해보라. 보통 5분 정도 썼다면, 10분으로 늘리는 것이다.

당신이 평소 하는 것들을 뒤섞어 상대를 놀라게 해보자. 키스를 한 뒤 오럴 섹스를 하고, 다시 키스를 하거나 섹시한 애무를 한다. 상대를 흥분시키는 데 있어 큰 차이를 만들어줄 것이다.

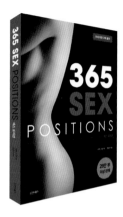

리자 스윗 지음 | 엄성수 옮김
168×235 | 370쪽(4도) | 값 19,800원
2021년 6월 21일 발행 | ISBN 979-11-91307-43-6

모든 커플이 침실에 꼭 비치해두어야 할
단 한 권의 섹스 지침서!

아무리 맛있는 음식이라도 매일 먹으면 질리는 것처럼, 남녀의 섹스도 늘 비슷한 체위가 반복된다면 지루해질 수밖에 없다. 섹스는 사랑하는 남녀가 할 수 있는 가장 본능적인 애정 표현이자, 소통의 도구이며, 삶의 큰 즐거움이다. 이런 섹스가 언제부터인가 지루하고 무미건조하게 느껴진다면, 이보다 더 안타까운 일은 없을 것이다. 그런데 문제는 오래된 커플일수록 섹스가 단조롭고 지루하다고 느끼는 경우가 많다는 것이다.

이 책은 침실 안팎에서 남녀의 친밀감을 높여줄 다양한 섹스 체위를 소개한다. 우리에게 익숙하고 편한 체위부터 곡예에 가까울 정도로 고도의 기술을 선보이는 체위에 이르기까지 실로 다양한 체위가 수록되어 있어, 어느 페이지를 펼치든 필요에 따라 만족할 만한 섹스의 아이디어를 얻을 수 있을 것이다.

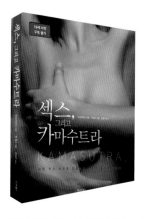

바츠 야야나 지음 | 척 윌스 엮음 | 엄성수 옮김
194×240 | 240쪽(4도) | 값 22,000원
2015년 1월 발행 | ISBN 978-89-8445-667-9

모든 섹스 체위를 경험하고, 모든 쾌락을 맛보라

이 책을 통해 당신이 알고 있던 섹스 체위에 대한 지식을 다 버리고 완전히 새롭게 업그레이드 시키도록 하라. 이 책은 단순히 다양한 동양의 섹스 체위들을 소개하는 데 그치지 않고, 그 체위 들을 실제 어떤 식으로 활용하는지 그 방법을 자세히 알려주고 있다. 그래서 당신이 '대나무 쪼 개기' 체위나 '가로놓인 류트' 체위를 모른다 해도, 곧 자세히 알게 될 것이다.

각 섹스 체위는 알기 쉽게 단계별로 나뉘어 있어, 복잡한 팔다리 위치 등을 이해하는 데 도움이 될 것이다. 그리고 섹시한 사진들 덕에 다리는 어떻게 올리고, 몸은 어떻게 애무하며, 허벅지는 어떻게 조이고, 골반은 어떻게 미는지 등을 자세히 알 수 있다. 모든 체위에 대해 단계별로 어떻 게 해야 하는지 명쾌한 설명을 곁들이고 있으므로, 당신과 당신 연인이 은은한 침실 조명 아래 서 어정쩡한 자세를 취한 채 '다음엔 어떻게 해야 하지?' 하고 고민할 필요가 전혀 없을 것이다. 그리고 어떤 체위에서 쾌락을 높이기 위해 어떤 소도구나 특별한 테크닉이 필요할 경우, 그 부 분은 따로 강조해 금방 눈에 띄게 했다.

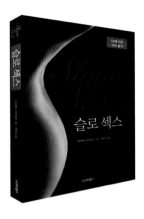

다이애나 리처드슨 지음 | 이미소 옮김
153×220 | 264쪽 | 값 13,000원
2015년 11월 발행 | ISBN 978-89-8445-734-8

빨리빨리에서 벗어난 육체와 정신의 혁명, 슬로 섹스!!

이 책에서 저자는 섹스에 대한 새로운 접근법을 소개한다. 오직 오르가슴만을 향해 저돌적으로 돌진하는, 그래서 두 사람의 결합의 의미가 퇴색되는 섹스가 아닌, 천천히, 모든 순간 순간에 완전히 몰입하는 섹스 말이다.

한마디로 요약하면 이 책의 내용을 통해 커플들에게 알려주고자 하는 것은 슬로 섹스, 즉 섹스의 속도를 늦추는 연습에 관한 것이다. 이 책은 슬로 섹스가 가진 치유 능력을 주제로, 섹스를 상호 보완적인 두 사람의 결합으로 변화시키고자 하는 오래된 커플이나 부부에게 단계별 가이드라인을 제시한다.